6. ファンダメンタル 歯科診療補助

編著　高津　寿夫
編集　岡本　浩

ファンダメンタルシリーズ（全8巻）
監修　亀山　洋一郎

1. 生理学
2. 解剖学
3. 微生物学
4. 薬理学
5. 病理学
6. 歯科診療補助
7. 歯科臨床大要
8. 衛生及び口腔衛生

永末書店

『ファンダメンタル』シリーズ　刊行にあたって

　21世紀を目前にした今、人の命と健康を守る医療人の育成はますます重要なものとなりつつある。

　このたび永末書店から、歯科医学・歯科医療にたずさわる医療人をめざす学生諸君を対象とした、歯科医学の各分野にわたるテキスト『ファンダメンタル』シリーズが刊行される運びとなった。

　このシリーズは、歯科医学・歯科医療の分野における様々な改革の動きにあわせてつくられたものであり、歯科医学・歯科医療の担い手となる学生諸君がその改革に十分対応できるよう、新しい知識や情報を多く盛り込んだ内容となっている。

　多くの情報が供給される現代においては、各人がそれぞれの科目に費やすことのできる時間が限られてしまう。そのため、本シリーズの内容は、歯科医学の各分野に関する知識や情報を精選し、簡潔かつ正確な記述となっている。

　本シリーズでの学習により、学生諸君が人々の生命を尊重し、歯科医学・歯科医療の向上に貢献する医療人になることが、著者一人一人の願いである。

平成12年7月

愛知学院大学歯学部教授

亀山　洋一郎

《目 次》

1. 歯科診療補助の概要 2
   1. 歯科衛生士と業務 2
   2. 歯科技工業務 3
   3. 共同動作の基本 3
   4. 歯科診療設備と器械 6

2. 患者対応と補助共同動作 11
   1. 患者対応（患者応対） 11
   2. 診療時の共同動作 13

3. 主要歯科材料の取扱い 16
   1. 模型用材料 16
   2. 合着・接着材 17
   3. 印象材 19
   4. 歯冠修復材 20
   5. 仮封材 26
   6. 歯肉圧排薬材 26

4. 器具・器材の滅菌消毒、感染対策 28
   1. 滅菌消毒法の種類 28
   2. 滅菌消毒の対象物 29
   3. 院内感染の予防 30

5. 保存修復治療時の診療補助 32
   1. ラバーダム防湿法及び歯間分離法 32
   2. 窩洞形成 34
   3. 成形修復 37
   4. 小型鋳造修復物の装着 44
   5. 歯髄処置 45
   6. 根管処置 46
   7. 歯周治療 48

6. 補綴治療時の診療補助 54
   1. 補綴分野の診査法 54
   2. 印象採得 55
   3. 咬合採得 57
   4. 補綴物装着 59

7. 局所麻酔法と診療補助 62
   1. 局所麻酔の種類と器材 62
   2. 局所麻酔薬と血管収縮薬の添加 63

3. 注射器の取扱い 65
4. 器材の取扱い 65
5. 患者説明 66

8. 口腔外科治療時の診療補助 67
1. 抜歯の補助 67
2. 術後の患者指導 69
3. その他の外科関連処置 70
4. 全身麻酔及び鎮静 73
5. 歯科衛生士の役割 76

9. 小児歯科治療時の診療補助 77
1. 小児歯科における患者、治療目的及び処置内容 77
2. 小児患者への対応における考慮点 77
3. 強制的な取扱いが必要な場合の対処法 78
4. 心身障害児への対応 79
5. 器具・器材の準備 79
6. 開口器の使用適応例 80
7. 歯科衛生士の心がまえ・役割 81

10. 矯正歯科治療時の診療補助 82
1. 矯正歯科用小器具と主材料 82
2. ダイレクトボンディング施術時の注意点 85
3. 帯環の種類と取扱い（合着時・撤去時の注意事項など） 86
4. 器械類 87
5. 矯正装置 87
6. 写真撮影 88
7. 診療記録 89
8. 歯科衛生士の役割 89

11. エックス線写真撮影補助 90
1. 器具・材料 90
2. 口内法撮影補助 91
3. 口外法撮影補助 92
4. フイルムの現像、管理 93
5. 放射線防護 94
6. 歯科衛生士の役割 95

12. 臨床検査法 96
1. 主な生理検査（生体検査） 96
2. 主要臨床検査法（検体検査） 97

13. 救急蘇生法 105
　　1. 一次及び二次救命処置 105
　　2. ショックと対処法 106

　《参考文献》 109
　《索引》 110

6. ファンダメンタル 歯科診療補助

編著 高津 寿夫（奥羽大学歯学部歯科保存学第Ⅰ講座教授）

編集 岡本 浩 （奥羽大学歯学部歯科保存学第Ⅰ講座教授）

分担執筆者
佐藤　純　（奥羽大学歯学部歯科保存学第Ⅰ講座講師）
鈴木　史彦（奥羽大学歯学部歯科保存学第Ⅰ講座）
相羽　玲子（奥羽大学歯学部歯科保存学第Ⅰ講座）
中田　明宏（奥羽大学歯学部歯科保存学第Ⅰ講座）
田代　俊男（奥羽大学歯学部歯科保存学第Ⅰ講座）
関野　愉　（奥羽大学歯学部歯科保存学第Ⅰ講座）
塚原　武典（奥羽大学歯学部歯科保存学第Ⅰ講座）
吉野　隆司（奥羽大学歯学部歯科保存学第Ⅰ講座）
河本　和繁（奥羽大学歯学部歯科保存学第Ⅰ講座）
相羽　寿史（奥羽大学歯学部歯科保存学第Ⅰ講座）
橋本　里江（奥羽大学歯学部歯科保存学第Ⅰ講座）
高録　伸郎（奥羽大学歯学部歯科保存学第Ⅰ講座）
藤井　誠一（奥羽大学歯学部歯科保存学第Ⅰ講座）
井下　稔也（奥羽大学歯学部歯科保存学第Ⅰ講座）

（執筆順）

1. 歯科診療補助の概要

1. 歯科衛生士と業務

　昭和23年7月、歯科医師数の著しい不足により治療一辺倒に偏っていた歯科医療の状態を改善し、"歯科疾患の予防及び口腔衛生の向上を図ること"を目的として歯科衛生士法が制定され、歯科衛生士が誕生した．

　昭和30年、歯科界の実情に即して同法の一部が改正され、それまで保健婦助産婦看護婦法により診療補助者としての看護婦にのみ認められていた歯科の診療補助が、業務に加えられることとなった．

　歯科衛生士に法的に認められている業務は、以下の2つである．
① 歯科医師の直接の指導のもとに、歯及び口腔の疾患の予防処置を行う．
② 歯科診療の補助をなす．

　ここでいう歯科診療の補助とは、法律で定められた行為で、主治歯科医から委ねられた術者として、患者に対面して行う直接行為を意味する．

　一方、歯科診療の介助とは、チェアサイドでの術者に対する単純な補助的行為を意味しており、これは歯科衛生士の他、看護婦や歯科助手も行える行為である．

　診療補助をなすにあたっては、歯科衛生士法第13条第2項目において、"主治の歯科医師の指示があった場合を除くほか、診療機械を使用し、医薬品を授与し、または医薬品について指示をなし、その他歯科医師が行うのでなければ衛生上危害を生ずるおそれのある行為をしてはならない．ただし、臨時応急の手当をすることはさしつかえない"と述べられている．

　歯科診療補助の範囲は、歯科衛生士個人の経験や知識能力に応じて歯科医師が判断し、指示するものである．歯科医師のみが行う歯科医療行為は含まれておらず、注射、歯の切削、歯肉切開、抜歯、技工物

←歯科診療補助の概要

> メ　モ
> 《歯科衛生士の業務》
> ① 歯科医師の直接指導下に行う歯及び口腔の疾患の予防処置
> ② 歯科診療の補助

←歯科診療補助の位置付け

←歯科診療補助と歯科診療の介助

←歯科診療補助の範囲並びに法的責任

製作のための印象採得、試適、装着及び矯正治療などの行為に直接たずさわることはない．また、歯科衛生士はエックス線撮影の準備やフィルム現像は行うが、照射は行えない．

歯科診療補助は、歯科医師が患者のために安全に、効率良くスムーズに診療ができるよう、治療前、治療中及び治療後を通じて協力することである．

2. 歯科技工業務

←歯科技工業務との関係

国家試験を通じて免許を与えられている歯科医療補助要員として、歯科衛生士の他に歯科技工士がいる．歯科技工士の業務は、歯科技工士法により"歯科医療用に供する補綴物、充填物または矯正装置を作製し、修理し、または加工すること"とされている．

歯科技工は、病院または診療所内で行われるか、歯科技工所において、歯科医師の作製した歯科技工指示書に基づいて行われる．歯科技工士は、歯科医師の業務と密接に関係する業務を行っているが、その際の注意点として、印象採得、装着など、歯科医師が行うのでなければ衛生上危害を生ずるおそれのある行為をしてはならないことが定められている．したがって歯科技工士は、その業務を通じて患者に直接触れることはない．

歯科医療従事者が常に願っているのは患者の健康と幸福であり、それぞれの立場から相互に理解し、協力することが重要である．

《歯科技工士の業務》
歯科医療用装着物を作成したり、修理や加工を行うことである．その業務を通じて患者に直接触れることはない．

3. 共同動作の基本

←共同動作
←共同動作の基本

歯科医療は、歯科医師と歯科衛生士及び歯科技工士、それに歯科助手などによって、チームを編成して行われるのが一般的である．その際に、補助・介助者は術者に積極的に協力することが要求されるが、その行為を「共同動作」とよんでいる．

1）共同動作の意義

　正しく行われる共同動作は、患者からの信頼感を増し、かつ歯科診療の効率を高めることとなり、患者にとっても歯科医師にとっても不可欠のものである．

←共同動作の意義

2）共同動作のルール

（1）行動パターンの必要性

　共同動作を行う場合、一連の診療の流れを理解した上で、歯科医師・歯科衛生士双方の仕事の内容や範囲について、原則的な了解と行動パターンを確立することが重要になる．

←共同動作のルール

←共同動作の基本的行動型式

（2）行動パターンの確立

　共同動作を行う時、その行動パターンを確立し、理解する上での注意点は以下のとおりである．

① 各診療所における固有の治療システムを早く理解する．
② 処置内容やその流れを正しく把握し理解する．
③ 共同動作の範囲と細部については、歯科医師に確認をとった上で行う．
④ 行動のパターンについてはあらかじめ自習を行い、習熟しておく．

3）共同動作における位置と姿勢について

（1）術者の位置

　患者との位置関係は状況に応じて適宜変化する．水平位診療の場合、基本的には、通常で9～1時の位置、場合によって2時・3時の位置になる．

←共同動作における位置と姿勢

←共同動作における位置と動線への配慮

（2）補助・介助者の位置

　通常、3時近辺の位置となる場合が大半を占める．術者が2～3時の位置に来る場合は、9～11時の位置となることもある．

（3）術者の姿勢

　基本的に操作しやすく身体に負担のかからない姿勢が望ましい．術者に求められる姿勢は以下のとおりである．

① 背筋を伸ばして姿勢良く椅子に座る．

② 肘・腕・指はきちんと固定する．
③ 作業点は体の中央に持ってくるとともに、視線は垂直方向に20〜30°の位置が望ましい．
④ 作業点は、患者の施術部位が術者の肘と腋窩部のほぼ中間点に位置するようにする．
⑤ 作業点との距離は、明視できる方向で25〜30cmの位置に置く．

(4) 補助・介助者の姿勢

診療時に求められる補助・介助者の姿勢については、術者が診療しやすく、身体の負担の少ない位置に来られるように、また、診療の妨げにならないようにすることが重要である．その例を以下に記す．

① 位置関係　：補助・介助者は術者より10〜15cm高い位置に座り、術者の視線を妨げないよう心がける．
② 身体の方向：できるだけ作業点に一致した方向に向ける．

4) 診療の流れの理解

←診療の流れの理解

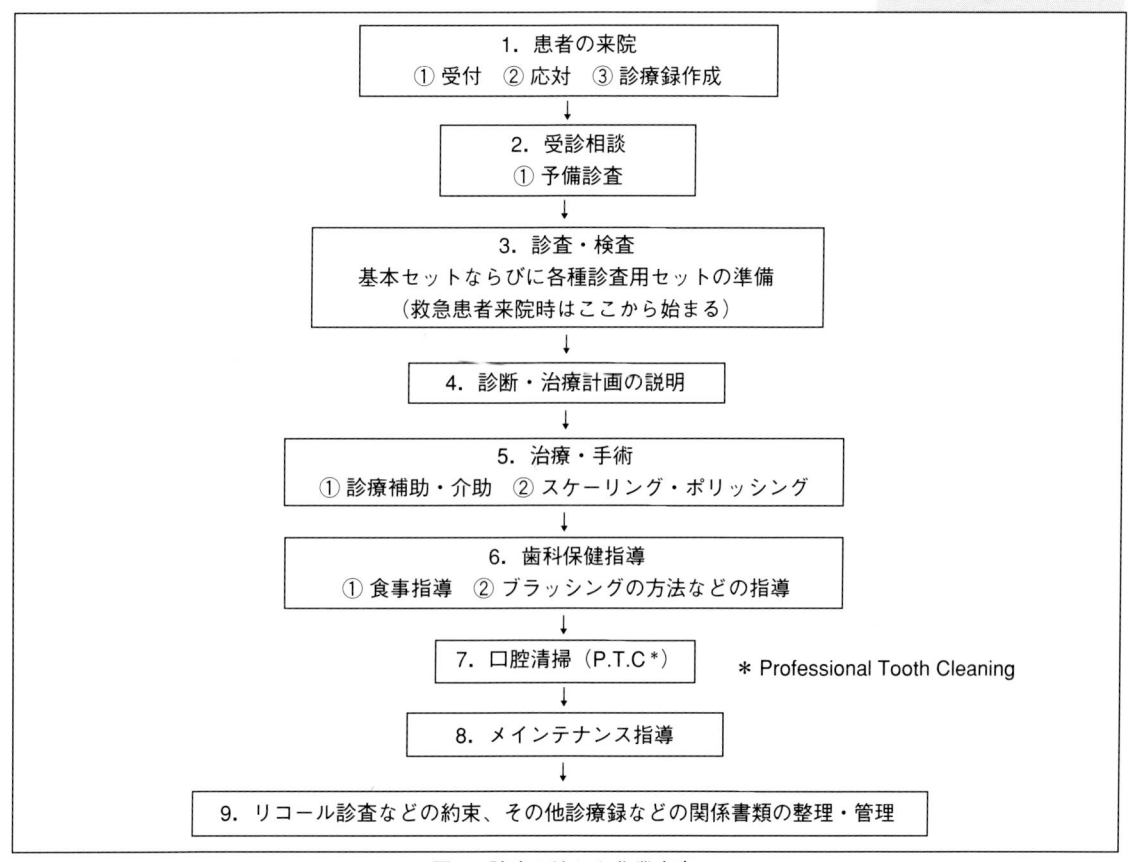

図1　診療の流れと作業内容

4. 歯科診療設備と器械

←歯科器材の基礎知識
←診療設備

　歯科診療所内には、治療室を始め、エックス線撮影室、治療相談室、技工室、待合室、医局など、診療に直接あるいは間接的に関わる多くの場所があり、これらが一体となって機能している．このような診療所で、歯科衛生士が能力を充分に発揮して歯科医師を補助するためには、設備や機器に関する正しい知識を持ち、その用途用法や保守管理法に日頃から習熟していることが大切である．

1）設備一般について

　患者や診療スタッフに快適な環境を与え、また種々の器械を機能させるため、診療所内では電気、ガスなどのエネルギーや給水、排水、空気調整などの諸設備を必要としている．

（1）電気

　電気は、診療室でのユニットを始めとして、大小種々の装置のほとんどに必要である．個々の器械についての使用目的や操作法上の注意点、アース設置の必要性の有無、保守点検法などは、説明書に基づいて正しく理解し、故障や事故の防止に注意を払うことが大切である．

歯科診療所内には大小種々の器械が設置され、そのための電気、ガス、給排水系の設備がある．それらの整備点検は重要である．

（2）ガス

　不測の事故を引き起こす危険もあるので、ガス器具の使用にあたっては注意し、特に点火、消火時にはきちんと確認する．

　万一、ガス漏れを感じた時は、ただちに元栓を閉め、窓を開けてガスの放出希釈に努める．モーターからの火花でガスが引火爆発するおそれがあるため、不注意に近くの換気扇を作動させることは避ける．

　都市ガスは空気よりも軽く、LPガスは空気よりも重いことを理解しておく．

（3）その他

　水漏れや排水不良などに対して適切に対処できるよう心がけておく．

2）治療用設備について

　治療室には一般に、治療椅子（診療台・チェアー）、歯科用ユニット、

椅子、歯科用キャビネット、その他が機能的に配備されている．その一例を図2に示した．

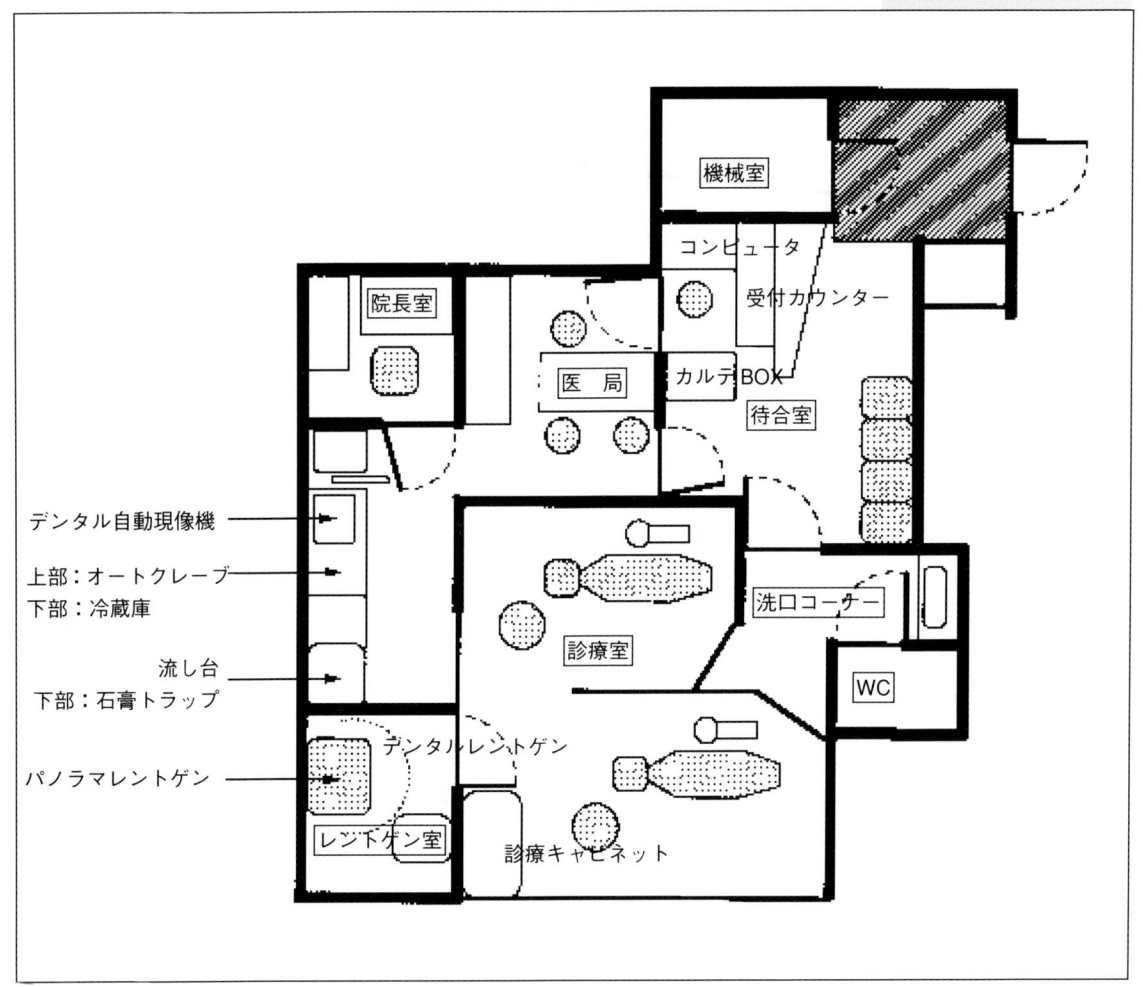

図2　治療用設備配置の一例

（資料提供：(株)タカラベルモント）

←歯科診療台の構造

(1) 治療椅子（診療台・チェアー）

　術者にとっては最も治療しやすく、患者にとっては最も安心して快適に、安定した姿勢で治療が受けられるように、患者仰臥位、術者座位用のものが様々な人間工学的工夫のもとに作られている．

　構　造：安頭台、背板、シートなどからなり、全体の上下、背板の傾斜などは電動により調節される．

　定位置：あらかじめプログラムしておけば自動的に決定されるようになっている．ただし、患者頭部の納まる安頭台は微妙な調節ができるよう、手動機構を備えている．

(2) 歯科用ユニット

← ユニットの構造

治療に必要な各種の器械を一組とした装置であり、その装備器械としては次のようなものがある．

(a) 切削器械

← 切削器械

① 高速切削用エアタービン：
　ハンドピース頭部内の羽根車（ローター）を圧搾空気により高速回転させ、装着したバーやポイントで歯や修復物などを切削あるいは仕上げるもの．回転数は30万〜50万rpmに達し、軽圧で使用する．

② 低速切削用エンジン：
　電気でハンドピース中のマイクロモーターを回転させ（機種によっては圧搾空気によりローターを回転させるものもある）、装着したバー、ポイントで作業するもの．回転数は数百〜3万rpmであり、齲蝕除去、窩洞の整理、修復物の仕上げ研磨や歯面清掃など、様々な用途に用いられる．

> **メモ**
> 《歯科用ユニット装備器械》
> (1) 切削器械
>   ① エアタービン
>   ② 電気エンジン
> (2) スリーウェイシリンジ
> (3) 吸引・排唾装置
> (4) 照明装置（無影灯）
> (5) ブラケット
> (6) フットコントローラー

(b) スリーウェイシリンジ

← スリーウェイシリンジ

水と圧搾空気を単独で、あるいは混合して霧にし、施術野の洗浄、乾燥のために用いる．頭部にヒーターを内蔵し、温風、温水にして用いるものもある．通常は術者と補助・介助者のために各1器が装備されている．

(c) 吸引及び排唾装置

← 吸引装置

① バキューム：高速切削や超音波による歯石除去時において、口腔内貯溜水や切削屑の吸引排出のために使われる．バキュームチップは、施術中に軟組織の排除、保護に利用できるが、施術野を妨げる欠点もあるため、操作法を上達させておくことが大切である．

② エジェクター（排唾管）：歯内療法処置時などに唾液を排出するために用いる．吸引力は水流を利用しているのでさほど強力ではないが、それでも先端が軟組織に吸い付いてしまうこともある．それを防ぐため先端をガーゼで包むなどの工夫をすることもある．

← エジェクター

③ スピットン：洗口、排唾するために設置されている．

これらの装置の排出口には、切削屑などの異物が下水系に排出されないよう、捕捉フィルターが組み込まれているので、毎日、その清掃に努める．

(d) 照明装置（無影灯）　　　　　　　　　　　　　　　←照明装置

施術野をまんべんなく照らして、影ができないように工夫されている．

　光質：太陽の白色光に近く、熱感が少なくなるよう、ハロゲンランプとコールドミラーが使われている．

　照度：1,000ルクス以上が適当とされているが、その強弱を調節できるものもある．

　位置：患者口腔からは60～90cm離れ、術者の頭上約15～20cm付近が適当とされている．

把持部は清潔に保ち、前面の汚れや曇りがないよう整備し、不用の時は消灯に努めるなどの注意も大切である．

(e) ブラケット　　　　　　　　　　　　　　　　　　　←ブラケット

常用の薬液ビンや材料を置き、必要な小器具類をその都度準備する載せ台．ユニット本体からアーム（腕部）を介し、必要な作業空間へ無理なく移動できる．通常、タービンやエンジンのハンドピース、スリーウェイシリンジ、超音波スケーラー、エックス線フイルム用シャーカステン、ガスバーナーなどが配備され、施術器械類のセンターともなっている．

(f) フットコントローラー　　　　　　　　　　　　　　←フットコントローラー

タービンやエンジンの回転数や回転方向、注水の有無などの制御を行う装置．ユニットやチェアーの制御機能を付加させたものもある．患者頭部下の床に置き、足先で操作する．

(3) 椅子（スツール）

座位診療のための椅子で、術者用と補助・介助者用の2種がある．通常、補助・介助者用椅子は術者用椅子より10～15cm高くして使用する．

(4) 歯科用キャビネット

　滅菌あるいは消毒した小器具類や材料、薬剤などをただちに使用できるよう整備収納しておく戸棚．移動式、固定式のものがあるが、その上面は器材の準備や作業のために使用するので、常に清潔に保たれている必要がある．

(5) エックス線撮影装置

　デンタル及びパノラマ用の装置は、すべてエックス線を遮断できる防護壁で囲まれた部屋に設置されている．撮影に際し、患者にはエックス線防護衣を着用してもらうとともに、エックス線が部屋外へ漏れないよう注意する．

(6) その他の器械

　超音波洗浄器、滅菌消毒用装置、救急蘇生設備、歯科用吸入鎮静装置（器）など．

←超音波洗浄器

←歯科用吸入鎮静器

ポイントチェック
1. 歯科衛生士の2つの大きな業務と具体的な仕事．
2. 歯科診療補助の範囲．
3. 歯科診療設備の主なもの．
4. ユニットに装備されている器械．

（高津　寿夫）

2. 患者対応と補助共同動作

1. 患者対応（患者応対）

1）一般患者への対応（一般患者の取扱い）

患者は、疾患による疼痛の他に、歯科治療に対する不安や緊張を感じつつ来院する場合が多い．歯科衛生士の立場として、患者に接する際には、以下の点に注意する．

① 初対面の患者に与える第一印象は、その後の診療の良し悪しを左右する要因にもなる．そのため、医療従事者としてふさわしい服装と身だしなみを心がける．

② 十分な知識と技術を身に付ける．

③ 自らの健康にも気を配る．

④ 明るく笑顔で、健康的な態度で接する．

⑤ 患者の訴えをよく聞いてあげる（歯科医師には言えなくとも歯科衛生士には本音を話す場合もある）．

⑥ 話す時は分かりやすい言葉ではっきりと話す．

⑦ 患者が今感じ、考えていることを読み取るよう努める．

⑧ 話された内容を確認する．

⑨ 平等に患者に接する．

2）心身障害者患者

心身障害者とは、肉体的に何らかの障害を有する者と、精神的に障害を持つ者あるいはその両方を持つ者のすべてを含む．いずれにしても大切なのは、患者の状態を把握し、術者及び医療スタッフのチームワークによって、温かみのある質の高い治療を心がけることである．

（1）障害者への対応

肉体的に障害を持つ患者への対応については、基本的には一般患者と同様であるが、障害の種類や程度によって細かな配慮と援助が必要である．

←共同動作

←患者対応

←一般患者への対応

> **メモ**
> 《一般患者への対応》
> ①〜⑨の注意点をよく理解し、医療従事者として患者の立場に立った対応を心がける．

> **メモ**
> 《心身障害患者への対応》
> 注意点は一般患者に対するものと基本的に同様であるが、保護者、同伴者及び本人を含めよくコミュニケーションをとり、人間味のある温かい対応を心がける．

←障害者への対応

(2) 精神遅滞者への対応

←精神遅滞者への対応

障害の種類や程度によって異なるが、基本的には一般患者と同様に接するように心がけるべきである．特に精神障害者の場合は、本人とのコミュニケーションがとりにくい場合がある．保護者同伴の場合は、本人も含めよくコミュニケーションをとるよう努める．協力の得られない場合などは、心理的管理、全身麻酔あるいは運動抑制などの方法をとる場合がある．

患者の状態を充分把握した上での対応が重要で、術者及びスタッフ、場合によっては保護者を加えての密な連携と、優しさと温かさを持った対応が要求される．

3) 特殊患者への対応（特殊患者の取扱い）

←特殊患者への対応

特殊患者とは、以下のような患者をいう．

① 感染症の患者（肝炎、性病、AIDSなど）
② 糖尿病患者
③ 心臓疾患や血液疾患を持つ患者
④ 妊娠中の女性
⑤ 高齢者

大切なのは、こういった患者の状態（既往症と現症）を初診の段階で把握することである．これはおもに歯科医師が問診で確認することであるが、歯科衛生士に対して患者が話した内容は、担当医にすべて報告する．それぞれの患者の特徴をよく理解し、治療補助に必要な注意点を考えて補助を行うよう心がける．

① 感染症の患者　：露骨に嫌な態度をとらず、平等に接する．器具などは、専用の器具を用意するか滅菌を徹底し、院内感染の予防には万全を期す．
② 糖尿病患者　　：患者の扱いについては一般患者とまったく同様である．ただしコントロールされていない場合は、歯周病に罹患しやすい傾向や、創傷治癒が不良になりやすい傾向も指摘されていることから、治療における対応には十分注意が必要であ

> **メモ**
>
> 《特殊患者への対応》
> 特殊患者とはどのような患者を指すのかを理解し、そのような患者を初診の段階で把握することが重要である．
> それぞれの患者の持つ特徴をふまえた対応を心がける．特に感染者に対しては、二次感染への注意はもちろんであるが、精神面においても平等の態度で接する．

　　　　　　る．患者の状況をよく把握し、必要があれば全身管理を考慮し対処する．
　③ 心臓疾患の患者：心拍数に影響を与える麻酔薬を選択しないようにする．血液抗凝固剤を服用している可能性があればその確認を行い、観血的処置（抜歯など）を行う場合は、それへの考慮と対処が必要である．
　④ 妊娠中の患者　：ユニットの角度に注意し、妊娠前期と後期の治療はなるべく行わないようにする．レントゲン撮影は極力避ける．
　⑤ 高齢者　　　　：動作が鈍く危険を感じられる場合は手を貸したり、話す内容がまとまらない場合はこちらでまとめてフィードバックし確認をとるなどの配慮を心がける．　　　　　　　　　　　　　　　←高齢者への対応

4）在宅者・寝たきり者への対応　　　　　　　　　　　　　　　←在宅者・寝たきり者への対応

　基本的には一般患者と同様に接するように心がけるべきである．介護者同伴の場合は、本人も含めよくコミュニケーションをとるよう努める．患者の状態を十分把握した上での対応が重要であり、術者及びスタッフ、介護者の連携が要求される．優しさと温かさを持った対応を心がけるべきである．

2. 診療時の共同動作　　　　　　　　　　　　　　　　　　　　←診療時の共同動作

1）歯科診療の流れ　　　　　　　　　　　　　　　　　　　　←診療の流れの理解

　基本的な患者への応対を図3に示す．
　治療室内への誘導に際しては、高齢者や幼児には手を添えたり言葉をかけるなどの配慮をし、患者に安心感を与えながら診療台への誘導、携行品の置き場所の指示などを行う．

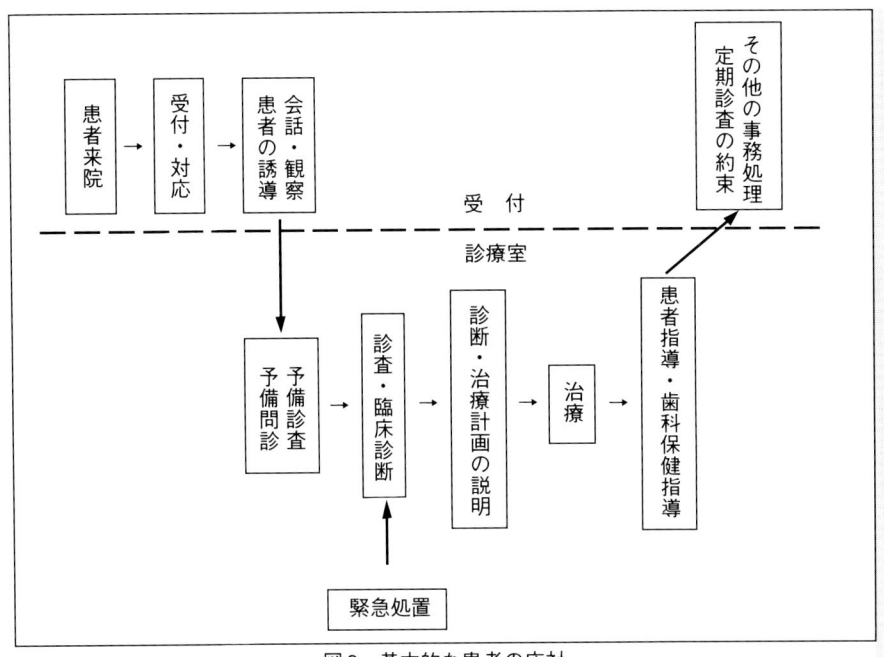

図3 基本的な患者の応対
(歯科衛生士試験対策研究会編:注解歯科衛生士試験対策③歯科予防処置・歯科診療補助・保健指導編. 48, 医歯薬出版, 東京, 1990 (第2版) より引用改変.)

2) 共同動作の基本

共同動作及びフォーハンドシステム（フォーハンドテクニック）は次のようなことを意味する.

共同動作：治療を安全かつ適切に行うために、術者とチームを組む補助・介助者の積極的な協力態勢のもとに行われる行為.

フォーハンドシステム：術者と補助・介助者の4つの手で治療や器材の受け渡しなどをするテクニック.

←共同動作の基本
←フォーハンドシステム

《共同動作の基本》

① 補助・介助者の位置
・術者と補助・介助者の位置の表示法は、時計の文字盤の位置で表される.（図4参照）
・通常、3時近辺の位置（術者は通常、9〜1時の位置）.

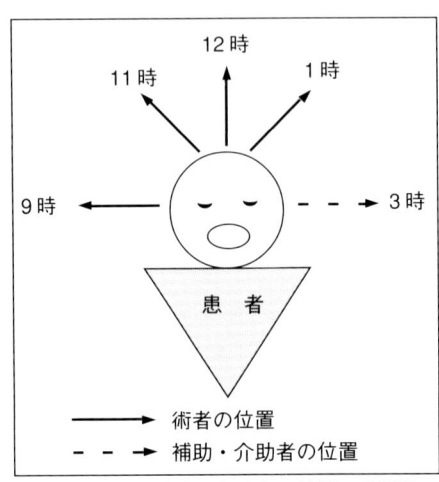

図4 術者と補助・介助者の位置の表示法

←共同動作の基本的行動型式
←共同動作における位置と動線への配慮
←術者と介助者の位置の表示法

メ モ

補助・介助者は、診療において術者が次に何を要求しているのかを常に1歩先取りして対応する必要がある. そのためには、各種の行動パターンに習熟しておくことが大切である.

・術者とは患者の口腔を中心に正反対か、それに近い位置に座る．

② 補助・介助者の姿勢

・補助・介助者用椅子は術者より10～15cm高くする．

・視野を広くし、作業点にまっすぐの方向に体を向ける．

③ 共同動作の行動パターンの習熟

・診療所の習慣、方針を早く理解する．

・診療内容、手順を分析しておく．

・治療の細部や範囲については術者に確認しておく．

・器具の手渡し法をよく理解しておく（フォーハンドシステムなど）． ←器具の手渡し法

・照明はその特徴を理解し、適切に利用する． ←照明

・バキュームテクニックを習得しておく． ←バキュームテクニック

・トレーセッティングの要点を理解しておく． ←トレーセッティング

・口腔内清掃についてその要点と洗浄法を理解しておく． ←口腔内洗浄

・創造性を持って自己研鑽に努める．

ポイントチェック

1. 患者の分類及びその注意点．
2. それぞれの患者への接し方と対応．
3. 共同動作のコツ．

（佐藤　純）

3. 主要歯科材料の取扱い

1. 模型用材料

1）種類

通常、模型材料としては石膏が使用されている．

① β石膏：普通石膏がこれにあたる．粉末結晶が不規則で多孔質であり、混水比が大きい．

② α石膏：硬石膏、超硬石膏がこれにあたる．粉末結晶は規則的で柱状を呈し、混水比が小さい．

2）性質

石膏は水と反応し、発熱と膨張を伴って硬化する．その反応式は $CaSO_4 \cdot 1/2H_2O + 3/2H_2O \rightarrow CaSO_4 \cdot 2H_2O +$（反応熱）となる．

・硬化膨張率はβ石膏のほうがα石膏よりも大きい．

・強度（圧縮強さ）は混水比が小さいほど増大する．

石膏の硬化を促進する方法として以下が挙げられる．

① 少ない混水比

② 高い水温（40℃まで）

③ 速い練和速度

④ 長い練和時間

また、硬化促進剤として食塩、硫酸カリなどの1～4％溶液、硬化遅延剤としてクエン酸カリ、ホウ砂などの0.2～6％溶液が挙げられる．

3）石膏の取扱い法

① 粉末と水を標準混水比で計量（ラバーボールには水、粉の順に入れる）．

② 最初はゆっくり練和し、粉と水をなじませた後、1秒に約2回転のペースで30～60秒間練和．

③ バイブレーターを使用して脱泡．

④ 印象面の流れ込みにくい部分から少量ずつ流す．

← 主要歯科材料の取扱い

← 模型用材料

← 種類

← 石膏

メモ
《模型材料の種類》
① β石膏：普通石膏
② α石膏：硬石膏
　　　　　超硬石膏

メモ
《硬化膨張率（％）》
　β石膏：0.2～0.5
　α石膏：0.2～0.3
　　混水比小→膨張率大
　　混水比大→膨張率小
《強度》
（ぬれ圧縮強さ；kg/cm²）
　β石膏：50～60
　α石膏：250～270

メモ
《混水比》
混水比は、石膏の粉末（Powder：g）に対する水（Water：ml）の比率で、W/Pで表される．
普通石膏の混水比は0.40～0.50、硬石膏は0.23～0.30、超硬石膏は0.20～0.25となっている．
また、硬化時間は5～30分であり、一般には（超）硬石膏の硬化時間が普通石膏に比べて早い．

↑ 混水比

← 練和法

← 注入法

⑤ 硬化後、印象内より撤去．特にアルジネート印象では、長時間放置すると石膏面が荒れるので注意する．

4）石膏の保管

　湿気の高い場所を避けて、しっかりフタを閉めて保管する．空気中の湿気によって、石膏の硬化が促進しないように注意する．

2. 合着・接着材　　　　　　　　　　　　　　　　　　　←合着・接着材

1）合着と接着について

　合着・接着材とは、形成歯と修復物の間に被膜状に介在させ、両者を接合、結合させる材料を指す．合着材と接着材の形成歯に対する結合方式は次のように異なっている．

（1）合着材　　　　　　　　　　　　　　　　　　　　　←合着材

　歯面及び修復物間の隙間に侵入し、さらに両者の表面の微細な凹凸を埋め、硬化によって生じる機械的な嵌合効力によって修復物を保持させようとする材料である．

（2）接着材　　　　　　　　　　　　　　　　　　　　　←接着材

　形成歯と修復物の表面に特別な処理を施しておき、そこに材料を介在させて両者を化学的結合力によって接着させようとする材料である．

　ただし、合着材の中には嵌合効力とともに接着力を持つものもある．また、接着材も嵌合効力を伴っているのが通常である．そのため、主たる効果がどちらであるかにより、合着材か接着材かに分けられている．

> メモ
> 合着材：嵌合効力
> 　　　　（機械的、物理的）
> 接着材：化学的結合力
> 　　　　（化学的）

　合着・接着材に必要な性能は以下のとおりである．

① 粉、液の練和性や操作性が良く、硬化時間が適当であること．
② 硬化後の機械的性能が高く、接着性があること．
③ 流動性が良く、セメント被膜厚さが小さいこと．
④ 歯質や修復物表面への"なじみ"や"ぬれ"が良いこと．
⑤ 唾液や酸に溶解しないこと．
⑥ 硬化時の膨張変化や発熱が少ないこと．
⑦ 歯髄に対して無刺激性であること．

2）合着・接着材の種類と特徴

（1）リン酸亜鉛セメント

嵌合効力により結合する．操作性が良い．欠点は酸に対する溶解、歯髄刺激性、反応熱が大きいことである．また、粉液比、練和操作、温度などが強度や硬化時間に影響しやすい．

（2）グラスアイオノマーセメント

歯質や金属に接着し、歯髄刺激も少ない．欠点は水に対する溶解が大きいこと、硬化時間が短いこと、被膜厚さが大きいことである．

（3）カルボキシレートセメント

化学結合（キレート結合）により、歯質や金属と結合する．歯髄刺激は少なく、練和条件にあまり影響されない．

（4）EBAセメント

歯髄鎮静作用があるが、圧縮強さは小さい．

（5）接着性レジンセメント

歯質や金属に優れた接着性を持つが、歯髄刺激が大きいものもある．また酸などによる歯面処理が必要である．

（6）ケイリン酸セメント

圧縮強さが大きいが、歯髄刺激、溶解度も大きい．

3）各セメントの粉・液成分及び練和法

各セメントの粉・液及び練和に使用する練液とスパチュラを表1に示す．

表1 各セメントの粉・液成分及び練和法

セメント	粉	液	練和練板	スパチュラ
リン酸亜鉛セメント	酸化亜鉛	正リン酸、水	ガラス	金属
グラスアイオノマーセメント	シリカ、アルミナ	ポリアクリル酸、イタコン酸またはマレイン酸、水	紙	プラスチック
カルボキシレートセメント	酸化亜鉛	ポリアクリル酸、水	紙かガラス	プラスチック
EBAセメント	酸化亜鉛、アルミナ	ユージノール、O-エトキシ安息香酸	ガラス練板	金属
接着性レジンセメント	PMMA、コンポジットレジン	4-META、MMA、リン酸エステル	紙	プラスチック
ケイリン酸セメント	酸化亜鉛、シリカ、アルミナ	正リン酸、水	ガラス	プラスチック

←合着・接着材の種類
←リン酸亜鉛セメント

←グラスアイオノマーセメント

←カルボキシレートセメント

←EBAセメント

←接着性レジンセメント

←ケイリン酸セメント

> **メ モ**
> 《合着・接着材の種類》
> ① リン酸亜鉛セメント
> ② グラスアイオノマーセメント
> ③ カルボキシレートセメント
> ④ EBAセメント
> ⑤ 接着性レジンセメント
> ⑥ ケイリン酸セメント

←カルボキシレートセメントの練和法

> **メモ**
>
> 《リン酸亜鉛セメントの練和法》
> - 金属スパチュラとガラス練板(厚く大きいもの・要冷却)を使用する.
> - 粉液は決められた分量(1.45g / 0.5ml)を正確に計量する.
> - 分割練和を行う.JIS規格では次の順序で90秒で行う.
>   ① 1/6 ブロックを 15 秒　　② 1/6 ブロックを 15 秒
>   ③ 1/3 ブロックを 30 秒　　④ 1/3 ブロックを 30 秒
>   　　　　(③までの練和から最終的な粉の量を調整)
> - 水分を混入しない、液を途中で追加しないよう注意する.

← リン酸亜鉛セメントの粉液比と練和法

3. 印象材

1) 印象材の種類 (用途) と特徴 (利点・欠点)

表2 印象材の種類と特徴

印象材	利点	欠点
石膏印象材 (無歯顎)	高い精度、硬い. 無圧印象が可能. 印象の分割も可.	アンダーカットを採りにくい. 発熱による不快感.
アルジネート印象材 (概形印象)	使用が簡単. 弾性、精度(比較的). 安価.	永久歪みが大. 離液で寸法不安定. 固定操作を要することあり.
寒天印象材 (精密印象)	親水性、明瞭な印象. 弾性歪みが大、永久歪みが小. 反復使用可能.	離液で寸法不安定. 特殊な装置が必要. ゴム質と比較し、強度が不足.
ポリサルファインドゴム質印象材 (精密印象)	弾性大. 永久歪みが小. 模型面が平滑.	長い硬化時間. 不快臭. レジン、モデリングと接着しない.
シリコーンゴム質印象材 (縮合重合型)	弾性大. 永久歪みが小. 模型面が平滑.	経時的寸法変化が大きい.
ビニルシリコーンゴム質印象材 (付加重合型)	弾性大. 永久歪みが小. 模型面が平滑.	やや硬く、硬化時間に与える温度の影響が大きい.
ポリエーテルゴム質印象材 (精密印象)	永久歪みが小. 硬化時間が短い.	弾性歪みが小. 吸湿性あり.
酸化亜鉛ユージノールペースト	流動性. 寸法安定性.	アンダーカットが採れない.
モデリングコンパウンド	反復使用可能.	アンダーカットが採れない.
ワックス	機能印象など. パラフィンワックスをスペーサーとして、ユーティリティワックスをトレーの辺縁補正用として、などがあげられる	

(歯科衛生士試験対策研究会編:注解歯科衛生士試験対策③歯科予防処置・歯科診療補助・保健指導編. 53, 医歯薬出版, 東京, 1990 (第2版) より引用改変.)

← 印象材

← 印象材の種類

← 石膏印象材

← アルジネート印象材

← 寒天印象材

← ポリサルファインドゴム質印象材

← シリコーンゴム印象材

← ビニルシリコーンゴム印象材

← ポリエーテルゴム質印象材

← 酸化亜鉛ユージノールペースト

← モデリングコンパウンド

2) 各種印象材の取扱い法

(1) アルジネート印象材

粉末タイプは水と、ペーストタイプは石膏と練和する．練和はラバーボールとスパチュラを用い、30〜60秒間、均一になるように行う．硬化後、水洗し、必要があれば固定し、速やかに石膏を注入する．

(2) 寒天印象材

100℃で10〜15分間、加熱してゾル化し、60℃で貯蔵する．口腔内に挿入する時は45℃まで温度を下げ、専用トレーに水を通して5分間冷却し、ゲル化させる．

(3) 合成ゴム質印象材

ラバーベースとキャタリストの両ペースト（パテタイプはパテと液）を紙練板とスパチュラで30〜60秒間、均一に練和する．

(4) モデリングコンパウンド

50〜60℃の温湯に2〜3分間つけ、全体を軟化してトレーに盛る．ポリサルファインドゴム、酸化亜鉛ユージノールと連合印象する場合は接着剤が必要．

(5) 連合印象

2種類以上の印象材や同種で流動性の異なるものを組み合わせた印象法．代表的なものに寒天＋アルジネート、シリコーンゴムのインジェクション＋ヘビーボディがある．

---

4. 歯冠修復材

1) コンポジットレジン修復

(1) コンポジットレジンの組成

① レジン（ベースレジン）：主としてBis-GMAとよばれる2官能性レジンがベースとなっている．

② フィラー：石英、シリカ、アルミナなどの微粉末．機械的理学的性質を向上．

③ その他：重合開始剤、重合促進剤、色剤などがある．

← 各種印象材の取扱い法
← アルジネート印象材

← 寒天印象材

← 合成ゴム質印象材
← モデリングコンパウンド

メモ
《性能による印象材の分類》
(1) 弾性印象材
① 水成コロイド印象材：
・アルジネート印象材
・寒天印象材
② 合成ゴム質印象材：
・ポリエーテルゴム
・ポリサルファインドゴム
・シリコーンゴム
・ビニルシリコーンゴム
(2) 非弾性印象材
石膏印象材
モデリングコンパウンド
酸化亜鉛ユージノールペースト
印象用ワックス

← 歯冠修復材
← コンポジットレジン修復

メモ
コンポジットレジンはレジンとフィラー（強化材）の複合材料で、複合レジンともよばれる．

(2) コンポジットレジンの種類

　(a) 重合方式による分類

① 化学重合型コンポジットレジン

　　・BPO（過酸化ベンゾイル）-アミン起媒方式

　　・TBB（トリ-n-ブチルボラン）起媒方式

② 光重合型コンポジットレジン

　　・紫外線重合型レジン：現在は使用されていない．

　　・可視光線重合型レジン：カンファキノンを用いる．

　(b) フィラーの大きさ、配合による分類：フィラーの粒径

① マクロフィラー型コンポジットレジン（従来型レジン）：

　　　$10 \sim 20 \mu m$

② 超微粒子フィラー型コンポジットレジン（MFR）：

　　　$0.04 \sim 0.06 \mu m$

③ サブミクロンフィラー型コンポジットレジン：$0.2 \sim 0.3 \mu m$

④ ハイブリッド型コンポジットレジン：マクロフィラーと超微粒子

　　　　　　　　　　　　　　　　　　フィラーを混合．

← コンポジットレジンの種類

(3) コンポジットレジンの取扱い

① 化学重合型コンポジットレジン：

　　練和時に気泡が混入すると重合阻害を起こすので、気泡を入れないように注意する．

② 光重合型コンポジットレジン：

　　ワンペーストタイプの製品は自然光や室内光でも重合が開始されるため、シリンジなどではキャップの閉め忘れに注意する．また、診療に際して、コンポジットレジンをシリンジから出し使用するまで時間が経つ場合には、遮光するよう努める．

← コンポジットレジンの取扱い

(4) 歯質との接着システム

① 酸処理法　　　：代表的には30〜50％正リン酸．エナメル質窩壁を酸蝕し、その凹凸で嵌合力を得る．象牙質まで含めて行うものをトータルエッチングとよぶ．

② プライマー ：代表的なものはNPG-GMA、HEMA、サリチル酸誘導体など．酸処理後に象牙質窩壁への接着増強を図るために使用される．

③ ボンディング材：低粘度の官能性レジン液．歯質との接着を向上させる．フェニールP、4-METAなど．

(5) ボンディング材の種類と取扱い

← ボンディング材の種類と取扱い

(a) ボンディング材の種類

① 光重合型　　：通常、1液で供給されている．ボンディング材の組成に光重合触媒が配合されている．

② 化学重合型　：通常、2液で供給されている．

③ 光化学重合型：デュアルキュア型ともいう．通常、2液で供給されている．光重合型と化学重合型の両方を組み合わせたもの．

(b) ボンディング材の取扱い

① 塗布法や乾燥法は製品付属の指示書に従う．

② 自然光や室内光でも硬化が開始するため、使用直前に採取するか、使用時まで遮光するように努める．

(6) コンポジットレジン充填に使用する器材

← コンポジットレジン充填に使用する器材

① シェードガイド：修復歯とコンポジットレジンの色調を合わせるために用いられるガイド．

② ラバーダム　　：術野の確保や隔離に用いられる．

③ ウェッジ　　　：隣接面の修復において、歯肉圧排や歯間分離が必要な時に用いられる．

④ 圧子、隔壁　　：隣接面に充填を行う際、ポリエステルフイルム、メタル製マトリックス、オートマトリックス、クラウンフォームなどが用いられる．

⑤ エッチング、プライマー、ボンディング材

⑥ コンポジットレジン

⑦ レジン充填器：前歯部用と臼歯部用がある．硬化後に余剰なレジンを除去するためのレジンナイフも用いられる．

メモ

《コンポジットレジンの仕上げ研磨》
仕上げ研磨は充填の翌日か、可能であれば1週間後に行う．充填直後に研磨すると変色や辺縁での接着破壊や破折が起こりやすい．また、歯髄症状の発現は数日後に見られることが多いので、そのチェックをかねることもできる．

⑧ 咬合紙、咬合ホルダー：咬合面の充填を行った場合、咬合調整に用いられる．

⑨ メタルまたはプラスチックストリップス：隣接面の研磨を行う際に用いられる．

(7) コンポジットレジン修復の利点

① 天然歯の色調に類似している．

② 機械的性質が比較的優れている．

③ 色調安定性に優れ、変色が少ない．

④ 辺縁封鎖性に優れている．

⑤ 修復法が比較的簡単である．

⑥ 接着性修復の応用により、歯質切削量が少なくてすむ．

(8) コンポジットレジン修復の欠点

① 歯髄刺激を生じさせることがある．

② 表面滑沢性がメチルメタアクリレートレジンに劣る．

③ 耐摩耗性が金属性材料と比較して劣る．

④ 高温を避けて保管する必要がある．光重合型は遮光が必要である．

⑤ 金属修復物に比較し、機械的性質が劣る．

2) グラスアイオノマーセメント修復

←グラスアイオノマーセメント修復

グラスアイオノマーセメントはケイ酸セメントの透明性とカルボキシレートセメントの歯質接着性を合わせ持っている．充填以外にも合着用、裏装用、裂溝封鎖用など用途が広い．従来からの化学硬化型の他に、現在は光硬化型のものも使われている．

(1) 化学硬化型グラスアイオノマーセメントの組成

① 粉：アルミナ、シリカ、フッ化カルシウムなどからなるアルミノシリケートガラスの微粉末．

② 液：ポリアクリル酸（アクリル酸とイタコン酸あるいはマレイン酸の共重合体に酒石酸を加えたもの）の約50％水溶液．

《グラスアイオノマーセメントの用途》
① 充填用
② 合着用
③ 裏装用
④ 裂溝封鎖用

(2) 硬化反応（化学硬化型）

　粉と液を練和すると、液中の水素イオンが粉末表面をアタックし、AlイオンとCaイオンが溶出する．これらが液中のカルボキシル基と結合し網状構造の反応物となり、ゲル化して硬化する．

(3) 化学硬化型グラスアイオノマーセメントの利点

① 歯髄刺激性はきわめて少ない．
② フッ素イオンが溶出され、二次齲蝕の防止効果がある．
③ 色調が歯質に近く、透明度がある．
④ 歯質接着性があり、辺縁封鎖性が良い．
⑤ 引っ張り強さに優れ、耐久性がある．
⑥ 表面が滑沢で汚れが付きにくい．

(4) 化学硬化型グラスアイオノマーセメントの欠点

① 初期硬化前に水分に触れる（感水）と白濁し、性質が劣化する．
② 硬化後乾燥させると亀裂を発生する．
③ エックス線に対して造影性がないものが多い．
④ 粘着性が高く、成形充填がやや難しい．
⑤ コンポジットレジンと比較し、透明度、耐摩耗性が劣る．

(5) 光硬化型グラスアイオノマーセメント

　粉末は従来からのアルミノシリケートガラスであるが、ポリアクリル酸の液中に光重合型のレジン成分（HEMAや光重合開始剤）を入れ、酸・塩基反応による硬化とレジンの重合硬化が同時に起こるようにしたものである．これは光重合によるため硬化が迅速となり、感水性がきわめて少なくなっている．また、レジン成分が含まれているので諸物性が高まり、かつ色調和性も向上している．

> メモ
> 《グラスアイオノマーセメントの齲蝕抑制作用》
> グラスアイオノマーセメントに含有されているフッ素は長期間にわたって徐放される．このフッ素は周囲のエナメル質に取り込まれ、エナメル質の耐酸性の向上、細菌の増殖抑制に寄与し、齲蝕を抑制する効果があると考えられている．

3) アマルガム修復

(1) アマルガム用合金の種類

① 合金の形状による分類
・削片状アマルガム
・球状アマルガム
・混合型アマルガム（削片状と球状が混合したもの）

←アマルガム修復
←アマルガム用合金の種類

> メモ
> アマルガムとは、水銀と、銀・錫あるいは銀・錫・銅を主成分とする金属粉末との合金をいう．

② 合金の組成による分類

・高銅合金アマルガム（ただし銅の含有量は30％以下）

・銀錫合金アマルガム（従来型合金）

・無亜鉛（ノンジンク）アマルガム

・プレアマルガム（合金中にわずかのHgを含むもの）

(2) 歯科用アマルガムの取扱い法　　　　　　　　　　　　　　←歯科用アマルガムの取扱い法

① 合金と水銀を正しい比率（混汞比）で計量する．　　　　　　←混汞比

② 練和時間を守る（アマルガムミキサーを使用すると練和時間が一　←アマルガムミキサー
　定になる）．

③ 水分の混入を防ぐ（ラバーダム防湿下での充填など）．

④ 研磨は24時間以降．

《研磨の目的》

① 表面を滑沢にし、耐蝕性を向上させる．また、食物の停滞を防ぐ．

② 気泡や過剰水銀を含んだ表面層を除去し、アマルガムの健全な構造を表面に露出する．

(3) 水銀の取扱い注意点及び管理法　　　　　　　　　　　　　←水銀の取扱い

① 破損しない密封容器に保管する．

② こぼれたとしても清掃できる場所、換気の良い場所で操作する．

③ 密封されたカプセルの中で練和する．

④ 直接手指で触れない．

⑤ 余剰アマルガムは水中保管する．

(4) アマルガム修復の利点

① 窩壁への容易な適合性、辺縁封鎖性．

② 充填・形成が容易である．

③ かなり優れた機械的強さ、化学的耐久性．

④ 歯髄に対して化学的な刺激を及ぼさない．

⑤ 価格が低廉である．

(5) アマルガム修復の欠点

① 色調が天然歯と異なる．また、熱や金属の良導体である．

② 辺縁強度が劣り、辺縁破折が生じやすい．

③ 完全硬化までに相当長時間を要する．

メモ

《アマルガムと水分》
亜鉛を含んだアマルガムでは、水分、唾液、汗が混入すると水素ガスを発生する．これは遅発膨張（異常膨張）とよばれ、疼痛や二次齲蝕の原因になる．特に、アマルガム泥を直接手指で触れないようにする注意が必要である．

④ 化学的な変色、腐蝕、歯質の着色を起こすことがある．
⑤ 操作の良否で修復物の優劣が起こりやすい．
⑥ ガルバニー電流による疼痛が起こることがある．

5. 仮封材

1）ストッピング

　ガッタパーチャが主成分であり、酸化亜鉛などが混入されている．ストッピングキャリアー内に挿入するか、直接加熱軟化して仮封する．除去操作は探針やエキスカベーターを用いることで容易に行える．

2）酸化亜鉛ユージノールセメント

　粉または基材ペーストに酸化亜鉛、液にユージノールを主材とした仮封用セメントである．粉またはペーストと液を練和し、仮封する．歯髄鎮静作用があり、生活歯にも用いられる．除去操作は、生活歯の場合には探針やエキスカベーターを使用するが、完全に除去するには時間を要する．失活歯の場合には、雑用エキスカベーターを熱することで容易に除去できる．

3）水硬性仮封材

　酸化亜鉛、硫酸亜鉛、硫化カルシウムを含み、ポリビニール樹脂を主成分とする仮封材である．仮封後、水分（唾液）に触れると硬化が開始される．除去操作は探針やエキスカベーターを用いることで容易に行える．

6. 歯肉圧排薬材

　即時歯肉圧排法のひとつに、綿糸を用いたものがある．綿糸は複数の糸をよりあわせて作られており、各種の太さがある．これを歯肉溝内に置き、歯肉溝の幅を押し広げる．綿糸に薬剤を添加することによ

り、効果的に圧排することが可能となる．

　歯肉圧排用の薬剤としては、収斂剤として酸化亜鉛や、血管収縮剤としてエピネフリンが用いられる．全身疾患などでエピネフリン禁忌の患者もいるので、薬剤添加綿糸を用いる時にも注意が必要である．

←歯肉圧排用薬剤
←収斂剤
←血管収縮剤

ポイントチェック

1. 石膏の種類と取扱い．
2. 合着・接着材の種類と特徴．
3. 印象材の種類と特徴．
4. コンポジットレジンの種類と取扱い．
5. グラスアイオノマーセメントの用途と利点・欠点．
6. アマルガム用合金の種類と取扱い．
7. 仮封材の種類と取扱い．
8. 歯肉圧排用薬剤の種類．

（鈴木　史彦）

4. 器具・器材の滅菌消毒、感染対策

1. 滅菌消毒法の種類

1) 高圧蒸気滅菌（オートクレーブ）の取扱い法

オートクレーブにより温度、圧力、時間を変えて行うが、通常121℃、2気圧、20分の作用時間が必要である．器具は、ブリスター包装またはポリプロピレンフイルムでパックして滅菌する．

・適応物：金属製器具、ガラス器具、ガーゼ、ワッテなど

2) 乾熱滅菌（法）

通常160～180℃で30～60分で行う．

・適応物：金属性器具、ガラス器具

※簡易乾熱滅菌には、モンテンメタルやガラスビーズが応用される．

3) 煮沸消毒（法）（シンメルブッシュ）

100℃で15～30分の時間が必要である．ただし芽胞への効果は不十分とされている．

・適応物：金属製器具、ガラス器具、絹糸、線維

4) エチレンオキサイド（EO：C_2H_4O）ガス滅菌（法）

エチレンオキサイドと炭酸ガスあるいはフレオンとの混合ガスを用い50～60℃で4時間以上かけて行う．その後、残留ガスの排除（エアレーション）を行う．毒性、引火性及び費用の高さなどの問題点もあるが、すべての芽胞、微生物に有効である．

・適応物：プラスチック、ゴム製品、電気エンジン用ハンドピース、タービンヘッドなどの、熱や湿度に弱いもの

←器具の滅菌消毒

←滅菌消毒法の種類

←オートクレーブの取扱い法

メモ
《オートクレーブ取扱いの注意点》
① 包装は小型にする．
② 被滅菌物は、器内容積の2/3以下とする．
③ プラスチックやポリエチレンなどの熱に弱い材質のものは不適．

←乾熱滅菌法

メモ
《乾熱滅菌の注意点》
① 被滅菌物は器内容積の2/3以下とする．
② 途中でふたを開けない．
③ 刃物は鈍化することがあるので、温度に気を付ける．

←煮沸消毒法

メモ
《煮沸消毒の注意点》
① 清潔な水を使用する．
② 器具が隠れる量の水を用いる．
③ 温度が下がるため途中でフタを開けたり器具を追加したりしない．

←エチレンオキサイドガス滅菌法

メモ
《エチレンオキサイドガス滅菌の注意点》
① 器具を洗浄，パックする．
② 残留ガスに注意．排ガスは水中を通して放散させ、エチレングリコールに変化させて無毒化させる．

5) 薬液消毒（法）

(1) 使用薬剤の種類・用途及び濃度

表3　各種消毒剤の適用と使用上の注意

消毒剤	濃度	対象物、消毒効果	使用上の注意
エタノール	70W/W%	G(+,−)菌、一部ウイルス	口腔内の消毒には用いない
オキシドール	2.5～3.5%	発泡により機械的に創面の清浄化	口腔粘膜の消毒、根管清掃
ヨードチンキ	6%	G(+,−)菌、ウイルスに有効	皮膚の消毒、金属腐食あり
希ヨードチンキ	3%	同上	口腔粘膜、根管消毒
塩化ベンザルコニウム	0.05～0.1%	G(+,−)菌、芽胞、結核菌に効果なし	手指消毒
塩化ベンゼトニウム	0.05～0.1%	同上	同上
次亜鉛素酸ナトリウム	1,000ppm	G(+,−)菌に有効	金属腐食あり
ホルマリン	0.5～1%	G(+,−)菌、芽胞、結核菌、ウイルスに効果	組織毒性あり
グルタールアルデヒド	2%	HBウイルス、真菌に有効	皮膚の過敏症状を起こすことあり　器具の消毒
クロルヘキシジン	0.05～0.1%	G(+,−)菌有効、芽胞、ウイルスに無効	有機物の存在で効力減退　手指、器具の消毒

(歯科衛生士試験対策研究会編：注解歯科衛生士試験対策③歯科予防処置・歯科診療補助・保健指導編. 60～61, 医歯薬出版, 東京, 1990（第2版）より引用改変.)

(2) 消毒剤の持続効果（使用期限）

消毒薬の濃度、温度、作用時間及び有効期限などに気を付け正しく計量し取り扱う．

2. 滅菌消毒の対象物

・診療設備　：ユニット、椅子、ライトのハンドル部など
・器具、器材：タービン、ハンドピース、バー、トレー、ガーゼ、ワッテ、その他（保存、補綴器具）

- 手術器具
- 白衣（歯科衛生士用も含む）、患者用エプロン
- 口腔内、外の皮膚
- 手指

3. 院内感染の予防

B型肝炎（HBV）、C型肝炎（HCV）、AIDS（HIV）などについては、特殊感染予防対策をとらなければならない．
- 手術用のゴム手袋の着用はもちろんのこと、術衣、マスク、帽子、器材などはなるべくディスポーザブルのものを使用することが望ましい．メガネ（ゴーグル）の着用．
- 使用後の器具はオートクレーブまたはEOGにて滅菌を行う．
- 診療室の床やユニットは薬液にて消毒を行う．
- 廃棄物の処理は、他のものとはっきり区別できるようにしておく．

> メモ
> スリーウェイシリンジは取り外しができない場合は滅菌できないので、患者が変わるごとに薬液を含んだワッテやタオルでよく拭き取り、院内感染の防止に努めることが大切である．

1）感染症汚染器具の取扱い

←感染症汚染器具の取扱い

取り扱いの際には手術用ゴム手袋などを着用し、素手では扱わない．また、感染物は他の器具とは分別して扱い、二次感染を引き起こさないよう注意する．

2）滅菌消毒済み器材の取扱いと保管

←滅菌消毒済み器材の取扱いと保管

滅菌方法によって異なるが、注意しなければならないのは、消毒済みであるか否かが明確にでき、混同しない保管法を心がけることと、他の感染物の接触から離れた所に保管することである．

3）医療廃棄物の取扱い

←医療廃棄物の取扱い

医療機関から排出される、感染性を有する可能性のある医療廃棄物は、労働安全衛生確保及び環境保全の面からも、感染性廃棄物として適正な処理が求められる．

感染性廃棄物は、容器にバイオハザードマークが用いられ、医療機関内で滅菌処理などを行うが、できない場合は委託処理を行う．

> **メモ**
>
> 《バイオハザードマークの色分け》
>
> 赤色…血液などの液状のもの
> 橙色…血液などが付着した固形物
> 黄色…注射針などの鋭利なもの

ポイントチェック

1. 各種消毒薬の特性を理解する．
2. 器具の汚れはきちんと落としてから滅菌操作を行う．
3. EOGは残留ガスに注意する．
4. 特殊な感染症に対するそれぞれの消毒法の違いをきちんと理解する．

（相羽　玲子）

5. 保存修復治療時の診療補助

1. ラバーダム防湿法及び歯間分離法

歯科予防処置や保存修復処置及び歯内療法などを行うために、手術野をシートで孤立させて明瞭にし、唾液の侵入を防止する方法である．代表的な診療補助行為の一つでもある．

← 保存修復治療時の診療補助
← ラバーダム防湿法及び歯間分離法

メモ

《ラバーダムとは》
歯科予防処置、保存修復処置及び歯内療法などで手術野をシートで孤立させる方法．

1）ラバーダム防湿の長所

① 手術野の明示と確保．
② 患歯を湿気や唾液の汚染から守る．
③ 軟組織を器材、薬剤による損傷から保護できる．
④ 無菌的に処置ができる．
⑤ 器械の操作が楽になる．
⑥ 小器具の誤飲や吸い込みを防ぐ．
⑦ 薬剤が患歯以外に波及しない．

短所としては、口呼吸の患者には不適であること、歯冠軸と歯根軸の関係がやや不明瞭になることが挙げられる．

2）ラバーダム防湿器具及び材料

・ラバーダムクランプ（ラバーダムリテーナーともいう）：
　　クランプの選定は用いる歯の種類によって異なっている．
・ラバーダムパンチ：
　　ラバーシートの穿孔に用いる．（孔は4～6種類ある．）
・ラバーシート
・クランプフォーセップス：クランプを歯に装着する器具．
・ラバーダムフレーム（ヤングのフレーム、オスビーのフレーム）
・デンタルフロス：多数歯のラバーの固定、クランプ落下防止の結紮に用いる．ラバーを通過させる時や、歯間が狭い場合に用いる．

← ラバーダム防湿器具及び材料

メモ

《ラバーダムクランプの種類》
① 前歯部用
② 臼歯部用
③ 乳歯用
用いる部位によってクランプの選定を行い使用する．

形態としては有翼型、無翼型に分けられる．

- テンプレート：ラバーの穿孔位置を決定する場合に使用し、多数歯にわたる穿孔を行う場合に使用すると便利である．

3）クランプの選定

ラバーを歯に固定保持するために使用する．

種類は、前歯用、臼歯用、乳歯用があり、用いる部位によってクランプの選定を行い使用する．

形態としては、有翼型、無翼型がある．

4）ラバーシートの穿孔

ラバーにクランプを装着するための孔をあけること．

ラバーダムパンチの孔は4〜6種類あり、通常、大臼歯は4mm、小臼歯は3mm程度である．

シートを歯にあて位置をマークしたり、シートを折りたたんで計測したり、テンプレートを利用したりして位置を決定する．

5）ラバーダム防湿術式

① ラバーシートの消毒
② 歯面清掃
③ ラバーシートの穿孔
④ クランプの試適
⑤ クランプの装着
⑥ フレームの装着
⑦ 排唾管の装着

6）セパレーター及び取扱い法

隣接面の齲蝕の診査や、形成、充填、研磨などの操作を容易にする．即時分離法としてはくさびやセパレーターを用いる．緩徐分離法としてはワイヤー、ゴムリング、ゴム板などを用いる．

歯間分離器の種類には、くさび分離型としてアイボリーやエリオットのセパレーター、牽引型としてフェリアのセパレーター、トルーセパレーターがある．いずれの方法で行っても最大離開幅は0.5mm までとする．

2. 窩洞形成

1）切削器具の種類
（1）回転切削用器具
　HP（ハンドピース）用、CA（コントラ）用、FG（タービンハンドピース用のフリクショングリップ）用に分けられる．

《形態による分類（図5）》

① ラウンドバー（齲蝕象牙質の除去、天蓋、髄角の除去）

② ホイール（起始点の形成）

③ インバーテッドコーンバー（エナメル質直下の象牙質の削除、アンダーカットや窩底の形成）

④ フィッシャーフラットエンド（側壁と窩底を直角にする）

⑤ エンドカッティング（歯肉壁の掘り下げ、ショルダーの形成）

⑥ ファインカットプレーン（窩洞の側壁を平坦にする）

⑦ テーパードクロスカットフィッシャー（インレー窩洞の窩壁の形成）

⑧ インレーバー（インレー窩壁の修正、研磨）

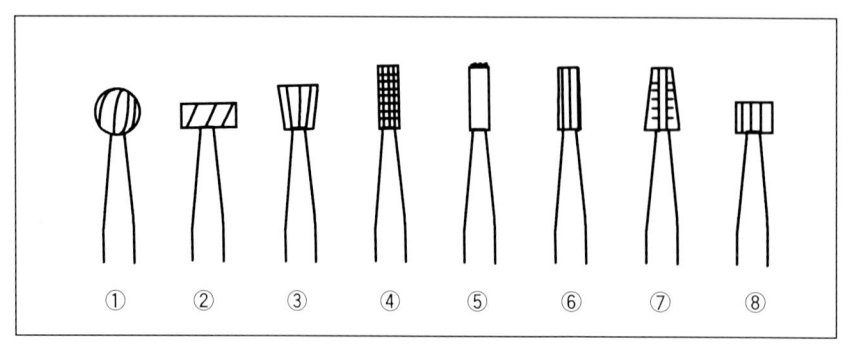

図5　回転切削用器具

←窩洞形成

←切削器具の種類
←回転切削用器具

メ　モ
《窩洞形成とは》
歯の罹患硬組織を除去したあとで保存修復に適した形態に形成すること．

以上は電気エンジン用であるが、FG用カーバイドバーにもほぼ同様の形態名がある．

(2) 手用切削用器具

　現在では窩洞形成の仕上げの補助に用いられる．

　その種類は以下のとおりである．

　① チゼル（遊離エナメル質の除去、窩壁の整備）

　② ハチェット（隣接面頬舌側壁の形成、窩壁の整備）

　③ クレオイド（齲蝕、硬化象牙質の除去）

　④ ディスコイド（齲蝕、硬化象牙質の除去）

　⑤ スプーンエキスカベーター（齲蝕象牙質の除去）

　⑥ ジンジバルマージントリマー（臼歯隣接面窩縁の修正、ベベル形成）

　⑦ アングルフォーマー（隅角を鮮明にする）

　ただし、ディスコイド（円形刃）やクレオイド（爪形刃）はアマルガムや鋳造修復のためのろう型の彫刻に多用されている．

2) 歯間隔壁用器具及びその取扱い

　複雑窩洞（近、遠心面及び切端を含む）に充填を行う時、窩洞の開放側に壁を作り、填塞や形態付与を容易にすることを目的とする．

《隔壁材の種類》

　① アイボリー型（Ⅱ級窩洞）バンドリテーナー

　② トッフルマイヤー型（Ⅱ級窩洞、Ⅱ級複雑窩洞）バンドリテーナー

　③ Tバンド（Ⅱ級複雑窩洞）（金属製）

　④ ストリップス（Ⅲ級窩洞）（プラスチック製）

　⑤ コーナーマトリックス（Ⅳ級窩洞）

　⑥ クラウンフォームマトリックス（Ⅳ級窩洞）

　⑦ サービカルマトリックス（Ⅴ級窩洞）

　アイボリー型とトッフルマイヤー型のリテーナーはともにステンレス製バンドと併用する．コーナーマトリックス、クラウンフォーム、サービカルマトリックスには、アルミ製及びプラスチック製がある．

3）切削具の準備 ←切削具の準備

切削具の準備は、術者と相談してその種類をそろえ、使用後は滅菌あるいは消毒して管理する．

4）歯髄保護材（剤） ←歯髄保護材（剤）

深い窩洞などの場合、歯髄を保護する目的で水酸化カルシウム製剤などを応用し、歯髄を保護する．

5）歯肉排除法（歯肉圧排） ←歯肉排除法

（1）歯肉圧排の目的
① 歯肉縁下の齲蝕の診査を容易にする．
② 歯肉縁下への窩洞形成や修復を容易にする．
③ 歯肉縁下の印象を容易にする．

（2）即時歯肉圧排法
① クランプによる方法．
② 綿糸（収斂剤、止血剤を含む）による方法．
③ 外科的歯肉排除法（齲蝕が歯肉縁下に深く進行している場合）．

（3）緩徐歯肉圧排法
① アルミキャップ
② レジンキャップ
③ ストッピング
④ 酸化亜鉛ユージノールセメント

以上のような材料により仮封を行うと同時に歯肉を排除する．

ポイントチェック
1. ラバーダム防湿の長所．
2. 即時分離法と緩徐分離法の違い．
3. 手用切削用器具及び回転切削用器具の名称と使用目的．
4. 隔壁材の種類と適応する窩洞．
5. 即時歯肉圧排法と緩徐歯肉圧排法の違い．

（中田　明宏）

3. 成形修復

　可塑性（外力によって変形しやすいこと）のある泥状またはペースト状の修復材料を窩洞に充填し、可塑性があるうちに成形し、硬化させることによって歯冠修復を行う方法である．

1）コンポジットレジン修復
（1）特徴

　コンポジットレジン修復は、前歯ではほとんどすべての硬組織欠損や、審美性改善を必要とする症例の窩洞に応用できる．また、臼歯でもⅠ級や小さなⅡ級窩洞にはほぼ問題なく多用されている．最近のコンポジットレジンでは物性の向上に加えて、システムとして強力に歯質に接着するようになったためである．エナメル質のみならず象牙質へも強く接着するため、従来より重視されてきた窩洞の保持形態、抵抗形態を大幅に省略することが可能となり、大切な歯質を余分に削ることなく極力保存できる．痛みも少なく、審美的に修復することが可能となった．

　コンポジットレジンには、触媒によって硬化する化学重合型と可視光線を照射して硬化させる光重合型がある（18ページ「コンポジットレジンの種類」参照）．しかし現在では、物性のみならず操作上の利点や色調の良さから、光重合型、特に可視光線重合型のものが一般的に用いられている．

　以下の説明には、可視光線重合型接着性コンポジットレジンを材料として用いることとする．また、症例としては、上顎前歯の隣接面中等度齲蝕を例にとり述べることとする．

（2）コンポジットレジン修復の準備

　切削用・研磨用バーセット、光照射器、コンポジットレジン、シェードガイド、エッチング剤及びボンディング剤、レジン充填器を準備する．隣接面の充填の場合、必要に応じてストリップス、くさびなども合わせて準備する．

←成形修復

メ　モ
コンポジットレジン修復物は、歯に近い色調と高い強度を持ち、歯面に接着させることができる．光照射によりただちに硬化する．

←コンポジットレジン修復の準備

←填塞用器具の準備

(3) 術前準備

① 材料の準備：ミラー、探針、ピンセットなどの診査用基本セット、患歯の術前エックス線写真、歯髄電気診断器、歯間分離器、デンタルフロスなどを準備する．

　←材料の準備

② 予備診査　：次いで症状などにつき問診を行い、除石を含めて患歯の歯面清掃と口腔清掃を行って予備診査を終える．

> メモ
> レジンの填塞に先立ち齲蝕の診断と処置を適切に行うことが重要で、術前エックス線写真や齲蝕検知液などの必要器材を不足なく準備する．

③ 結果の報告：予備診査の結果を歯科医師に報告するとともに、診断と処置内容を予測しつつ歯科医師を待つ．

④ その結果、上顎右側中切歯の近心面に中等度の齲蝕があり、これを接着性コンポジットレジンで修復することとなった．

(4) 齲蝕除去、窩洞形成の準備、補助

① 齲蝕を赤く染色するための齲蝕検知液、タービン及び電気エンジン用の常備のバー、ポイントや手用切削具に加え、必要品を事前に、あるいはその都度準備する．局所麻酔用器材、ラバーダム防湿用具や歯髄保護用器材一式などである．

② 準備が整い次第、術者を補助し、施術が進められ窩洞が完成する．

(5) 填塞前準備

① コンポジットレジンの色選択：

コンポジットレジンの色調は多くの場合、ビタ社の色標本（シェードガイド）に準じて付けられているのであるが、各シェードの中から残存歯質面や隣接歯と最もよく調和するものを、通常は1色選び出す．歯は湿った状態としておく．自然光が充分に得られている時は無影灯を消し、シェードガイドを施術歯に近接させて色合わせを行う．色合わせ専用のライトがあればその準備をする．

> メモ
> 窩洞歯とレジンの色合わせが済んだ後、窩洞周囲には着色バーニッシュが塗布される．隣接面窩洞には透明な隔壁が施される．

② 隔壁の調製：

　←エッチング

前もって窩洞外まで余分にエッチングするのを防ぎ、窩洞を明示する効果のある着色バーニッシュ（プロテクトバーニッシュなど）が窩洞周囲に塗布されることもある．そのため、術者のふだんの術式を熟知していることが必要である．隔壁には薄い透明プラスチックバンドが用いられる．

窩洞がⅣ級となった時には、付形を容易にするためコーナーマトリックスやクラウンフォームが使用されることもある．その際には直や曲の鋏を適時に準備する．

(6) 歯面処理と修復

① 歯面の処理：

歯面の処理法は、使用する接着システムによって異なっている．処理が1段階で済むもの（一液によりエッチングとプライミングが行われる）と2段階を要するもの（エッチングとプライミングを別々に行うもの）がある．また、エナメル質と象牙質を別々に別種の液で処理するものと、両者を同一の液によって処理するものとがある．処理液作用後も、水洗を行うものとエアブローのみにとどめるものとがあり、用法を十分に理解しておくことが必要である．その種類と取扱いは以下のとおりである．

> **メ　モ**
> コンポジットレジンを歯面に接着させるためにはあらかじめエッチング（酸蝕）とプライミングとよばれる処理が施される．

a) 前処理材とボンディングレジンからなるもの

　種　類：クリアフィルニューボンド®（クラレ）
　　　　　クリアフィルフォトボンド®（クラレ）
　　　　　スーパーボンドDライナー2®（サンメディカル）など
　取扱い：前処理→水洗→乾燥→ボンディングレジン塗布

b) 前処理材、プライマー、ボンディングレジンからなる3ステップのもの

　種　類：スコッチボンドマルチパーパス®（3M）
　　　　　オールボンド2®（Bisco）など
　取扱い：前処理→水洗→乾燥（またはブロットドライ）→プライマー処理→乾燥→ボンディングレジン塗布

c) セルフエッチングプライマーとボンディングレジンからなる2ステップのもの

　種　類：クリアフィルライナーボンドⅡΣ®（クラレ）
　　　　　インパーバフルオロボンド®（松風）
　　　　　マックボンドⅡ®（トクヤマ）など
　取扱い：セルフエッチングプライマー処理→乾燥→ボンディングレジン塗布

d）前処理材とセルフプライミングボンディングレジンからなるもの
　　種　類：ワンステップ®（Bisco）
　　　　　　シングルボンド®（3M）など
　　取扱い：前処理→水洗→乾燥（またはブロットドライ）→セルフ
　　　　　　プライミングボンディングレジン塗布（2度塗りのこと
　　　　　　が多い）

② ボンディング処理： ←ボンディング

　　ボンディング剤は一液性で光重合型が多い．液は、塗布後軽くエアブローされた後、約30秒間光照射して重合される．この際、強い照射光から目を保護するために、茶色のプラスチック板が使用される．また、光照射中は無影灯を消すと照射部位が見やすくなる．その後、ただちに選択したシェードのコンポジットレジンを填塞するが、充填器のみならず専用の注入器が使用されることもある．注入器としては、ダイレクトアプリケーションシリンジによって直接歯面に填入するタイプと、カンピュールに装着して直接歯面に填入するタイプがある．

③ 光照射： ←光照射用器具の取扱い

　　填入が終了したところで、レジン面を付形しつつマトリックスバンドを歯面に圧接し、ただちに光照射を行う．光照射器には、コンダクタータイプ、ガンタイプ、コードレスタイプの3種類がある．術者の手は圧接付形のために使用されていることが多いので、照射作業は補助・介助者が行うこともある．照射はまず唇側から、続いて舌側から、それぞれ30秒以上ずつ、チップをできるだけ修復物に近づけて行う．

④ 重合硬化の後、隔壁が除去され、形態の修正がなされる．各種粒度のダイヤモンドポイントとともに、窩縁外へはみ出したレジンの除去に便利なコンポジットレジンナイフとよばれる手用器具も使われる．咬合関係の点検も併せて行われるので、咬合紙を準備する．

(7) 仕上げ研磨

① レジン填塞後、通常は1、2日後に行われる．填塞に伴う冷水敏や咬合痛といった歯髄刺激やその兆候は一両日後に現れるので、仕上げ研磨に先立ってそれを点検する必要があるためである．また、その間に歯質接着力や物性、窩壁適合性が一層促進安定化しているので、仕上げ研磨に伴う振動外力によって修復物が脱落したり、窩縁が破折するといった事故も起こりにくくなっているためである．レジンの変色も少なくなる．

② 使用する器具：

　　唇舌側の露出面に対しては、最も細かな粒子のダイヤモンドポイントやホワイトポイントに次ぎ、シリコーンポイントの粗、細が必ず注水下に使われて終了する．唇側平坦部にはプラスチックディスクが使用されることもある．歯間部に対しては、必要があれば、セパレーターによる歯間分離のもと、プラスチックストリップスが粗、中、細と順次使われる．なおストリップスの幅が広すぎてコンタクトポイントのような要所を削去してしまうおそれがある時は、縦に裁断して幅を狭くして使われることもある．

③ 色調、形態、咬合の再点検を終えて修復が完了する．

(8) 術後の指導

患者には修復処置の終了を告げるとともに、その予後は口腔衛生状態に大きく依存していることを説明し、必要があれば口腔衛生指導を併せて行う．また定期診査の意義についても説明を行い、その予約を行っておくことも望ましい．

2) アマルガム修復

銀錫アマルガムや高銅アマルガムの適応症例は臼歯部のⅠ、Ⅱ、Ⅴ級窩洞である．

(1) アマルガム修復の準備

・隔壁用器材、ラバーダム防湿用具（Ⅱ級窩洞）
・計量器

←研磨

メモ
仕上げ研磨は1、2日後に行う．これにより歯髄刺激の点検、修復物の脱落や変色の防止、窩縁部歯質の破折防止が可能となる．

←アマルガム修復の準備

←填塞用器具の準備

- ミキサー
- アマルガムディッシュ
- アマルガムキャリアー
- バーニッシャー
- 充填器
- 形成器
- 咬合紙、ホルダーなど

研磨は24時間以後に行い、ラバーカップ、ポリッシングブラシを使用する時はペーストを付ける．またシリコーンカップ、シリコーンポイント使用時は必ず注水下で行う．研磨時は、発熱防止のため断続的に行う．

(2) アマルガムの取扱い

←アマルガムの取扱い

アマルガムは水銀を使用するため、扱いには注意を要する．基本的に水銀は無機水銀であるので、扱いに誤りがなければ安全であるといえるが、水銀は常温で揮発性があり、蒸気として呼吸器系から吸収され、食欲不振、不眠などを初期症状とする様々な障害を引き起こす場合がある．水銀を取り扱う場合には、以下の注意点を考慮する．

① 診療室の換気には十分配慮する．
② 診療室の床は、つなぎ目のないものとし、定期的に清掃する．
③ 水銀は暖まる場所には置かず、割れない密閉したビンに保管する．
④ 素手でアマルガムに触れない．
⑤ こぼれた水銀は捕集器などを用いて即座に捕集する．
⑥ アマルガム修復物を除去する際は、注水下で安全な吸引を行う．
⑦ 余剰アマルガムはすべて回収し、水中に保管する．

3) グラスアイオノマーセメント修復

←グラスアイオノマーセメント修復

適応はⅢ、Ⅴ級窩洞及びくさび状欠損、根面の窩洞である．グラスアイオノマーセメントの特徴としては充填後フッ素の徐放により二次齲蝕の防止が期待できることが挙げられる．

《グラスアイオノマー充填用具》
- 隔壁用器材

・シェードガイド

・紙練板

・プラスチックスパチュラ

・充填器

・形成器

・バーニッシュ

　光硬化併用型グラスアイオノマーセメントの場合には、光照射器と目の保護用具を準備する．

　研磨は24時間以後に行い、超微粒子ダイヤモンドポイント、ディスク、ホワイトポイントで形態修正を行い、注水下にシリコーンポイントで仕上げる．初期硬化までに水分に触れると物理的に弱くなるので填塞付形後はただちに透明バーニッシュ液を塗布しておく．また研磨後にも再度バーニッシュを塗布しておく．

←研磨

```
┌──────────────────────────────────────┐
│ ポイントチェック                       │
│  1. コンポジットレジン修復             │
│    ① コンポジットレジンの臨床的特徴について．│
│    ② 修復時に窩洞歯面をできるだけ防湿する理由について．│
│    ③ 仕上げ研磨を填塞後1、2日以後に行う理由について．│
│  2. アマルガム修復の注意点．           │
│  3. グラスアイオノマーセメント修復の注意点．│
└──────────────────────────────────────┘
```

（高津　寿夫・中田　明宏）

4. 小型鋳造修復物の装着

鋳造によって作製された修復物（インレー・アンレー）をセメント合着することによって、歯冠修復を行い、歯の形態を生理的、解剖学的に再現する方法を鋳造修復という．

←インレー装着

1）鋳造部分の手順

ろう型調整→スプルー線の植立→埋没→加熱・ろう型焼却→鋳造→仕上げ研磨

2）合着時の使用器材

←合着材の準備

セメント（合着用）、練板、スパチュラ、咬合紙とホルダー、インレーセッター、小木片、マレット、仕上げ研磨用具一式、コンタクトゲージ、スケーラー、デンタルフロス．

咬合調整、マージンの調整が終了した後、十分に窩洞防湿を行っておく．合着用セメントを練和したら、まず鋳造体内面にセメントを塗布しておき、その後窩洞内にセメントを流し込み、鋳造体を圧接して合着する．この時、セメントが十分に硬化するまで、木片などを介して患者に咬ませておく．硬化後、余剰セメントの除去を行うが、その際に隣接面や歯肉縁下にセメントの残留がないように注意する．

←試適の補助

> **メ モ**
> 《小型鋳造修復物装着時の注意点》
> ① 窩洞の防湿を行う．
> ② 合着後、セメントが硬化するまで木片などで浮き上がりを防止する．
> ③ 余剰セメントが残留しないよう注意する．

3）合着用セメントの種類

← 合着材の準備

① リン酸亜鉛セメント
② カルボキシレートセメント
③ グラスアイオノマーセメント
④ 接着性レジンセメント
⑤ EBAセメント（まれに使用する）

ポイントチェック
1．合着時の使用器材
2．合着用セメントの種類

（中田　明宏）

5. 歯髄処置

1）歯髄処置用薬剤・材料の準備

　歯痛を示す患歯歯髄には何らかの病変がある．そのような歯髄に用いる薬剤は病状により様々に異なる．

　① 鎮痛消炎薬剤　　：ユージノール
　　　　　　　　　　　グアヤコール
　　　　　　　　　　　クレオソート
　　　　　　　　　　　石炭酸製剤（フェノールカンフル；CC、CP）
　　　　　　　　　　　酸化亜鉛ユージノールセメント
　　　　　　　　　　　酸化亜鉛グアヤコールセメント

　② 間接覆髄剤（材）：水酸化カルシウム製剤
　　　　　　　　　　　酸化亜鉛ユージノールセメント
　　　　　　　　　　　パラホルムセメント

　③ 直接覆髄剤（材）：水酸化カルシウム製剤
　　　　　　　　　　　ヒドロキシアパタイト

2）電気歯髄診断器の取扱い

　歯髄処置にあたっては、歯髄の病態の把握は極めて重要である．そのために電気歯髄診断器によって歯髄の生死を判断する．

- 感覚が生じた時に手で合図してもらうなど、患者に指示しておく．
- 簡易防湿を施し、歯面を乾燥させる．
- 電極の先端に導電物質（歯磨剤）を少量付ける．
- 電極先端は、唇頬側の切縁1/3部または咬頭側1/3部の健全エナメル質にあてる．
- 感覚が生じた時の診断器の目盛りの数字を記録する．

メモ

《検査時の注意点》
① 患者に不安感を与えないように、検査についてよく説明する．
② 電流の増加はゆるやかに行う．
③ 電極を修復物に触れないようにする．
④ 導電ペーストが歯肉に触れないようにする．
⑤ 疑わしい場合には再度検査する．

ポイントチェック
1. 歯髄処置法の分類．
2. 電気歯髄診断の検査の流れ、注意点．
3. 歯髄処置用薬剤．

（田代　俊男）

6. 根管処置

1）根管処置用器具の種類と取扱い

① リーマー、Hファイル、Kファイル
- 根管の拡大・形成．
- 白→黄→赤→青→緑→黒の順に太くなる．

② ピーソーリーマー、ゲイツグリテンドリル、ラルゴのバー
- 根管口部の漏斗状形成．

③ ブローチ
- 根管の数、太さ、方向を探る．
- 綿栓を作製し、根管の清掃、消毒、乾燥、貼薬を行う．

④ クレンザー
- 抜髄に用いる．

2）根管治療用薬剤の種類と取扱い

（1）根管拡大清掃剤

① 3～10％次亜塩素酸ナトリウム：有機質の溶解と消毒

② 3％過酸化水素水：酸素による消毒と気泡による機械的洗浄

（2）根管消毒剤

① ホルマリンクレゾール（FC）

② ホルマリングアヤコール（FG）
- 両薬剤ともに強力な根管内消毒効果を有する．刺激性はFGのほうが少ない．

3）エックス線写真の準備

　病巣の状態、根管の数、歯髄や根管の形態、根管のおおよその長さなどを、エックス線写真によってあらかじめ把握しておくことは、治療を行う上できわめて重要である．

　術者にこれらの情報を与えるため、また治療が円滑に進むようにするために、エックス線写真をあらかじめ用意しておく必要がある．

4）根管長測定器の取扱い

- メーターを調節する．
- ロールワッテ、ラバーダムなどにより防湿を施し、歯面を乾燥させる．
- 電極の一方は排唾管に付け、口腔粘膜に接触させる．
- もう一方の電極はリーマーに付ける．
- 目盛りが40を指すまでリーマーを根管内へ挿入する．
- ストッパーを切縁あるいは咬頭に合わせる．
- リーマーの尖端からストッパーまでの長さを測定する．その長さから1mmを引いた値が作業長である．

← 根管長測定器の取扱い

5）根管充填材（剤）・根管充填用器具の種類と取扱い

（1）根管充填材（剤）

① ガッタパーチャポイント：最後に使用したリーマー、ファイルのサイズを参考にしてガッタパーチャポイントを選択する．

② シルバー（銀）ポイント

③ 酸化亜鉛ユージノール製剤：ガッタパーチャポイントとともに用いる．

④ 水酸化カルシウム製剤：単独で根管充填に用いる．

← 根管充填材（剤）の種類と取扱い

（2）根管充填用器具

① レンツロ：根管充填用セメントを根管内に運び、根管内を満たす．

② 根管充填用ピンセット：ガッタパーチャポイントを根管内に挿入する．

③ スプレッダー：ガッタパーチャポイントを根管壁に側方加圧する．

④ プラガー：ガッタパーチャポイントを垂直加圧する．髄室内に残った余剰のガッタパーチャポイントを除去する．

← 根管充填用器具の種類と取扱い

ポイントチェック

1. 根管処置用器具．
2. 根管治療用薬剤．
3. エックス線写真の準備．
4. 根管長測定器の取扱い．
5. 根管充填用器具、材料．

（田代　俊男）

7. 歯周治療

1）初期治療（イニシャルプレパレーション）

（1）歯周治療における位置づけと意義、内容

　初期治療（イニシャルプレパレーション）とは、患者がブラッシングを十分に行えるように教育と指導を行い、併せて口腔の環境を整備し、かつ咀嚼などの機能も暫定的に確保するための基本的な治療である．これには、口腔清掃指導、スケーリング、不良補綴物の除去などが含まれる．

（2）イニシャルプレパレーションの準備と補助

　歯周初期治療に含まれる治療内容はいろいろあるが、その中でも非常に大切なのは、プラークコントロールである．患者自身が常にこれをしっかりできる状態でなければその先の治療が失敗してしまう．

　現在プラークコントロールができている患者についても、心配しなくてよいというわけではない．時間の経過とともに、以前の間違ったブラッシング法に逆戻りするケースも目立つからである．

　それを防ぐためには、継続的なモチベーション、診査、指導を行い、患者の意識を常に高めておくことが大切である．

2）初期治療に先立つ諸診査内容

　観察の指示を受ける可能性のある項目は、以下のとおりである．

（1）歯周組織について

　① 歯肉の診査：炎症の程度、出血と排膿の有無
　② 歯周ポケット：ポケットの深さ、根面形態、縁下歯石の有無
　③ 歯の動揺度の診査
　④ 根分岐部病変の診査

（2）原因となる因子について

　① プラークの付着状況
　② 歯石の付着状況
　③ プラーク増加因子の診査：歯列不正、不良補綴物及び修復物、口呼吸、付着歯肉幅、小帯、口腔前庭の観察、歯間離開度

←歯周治療

メモ
《初期治療（イニシャルプレパレーション）》
① 歯肉縁上、縁下のプラーク、歯石の除去
② ブラッシングを行える口腔環境の整備
③ 当面の咀嚼機能の確保

←スケーリング

←イニシャルプレパレーションの準備と補助

メモ
《歯周組織の診査》
① 歯肉の炎症
② 歯周ポケット
③ 歯の動揺度
④ 根分岐部病変

④ 舌や口唇の悪癖の有無

3）各種の診査項目と診査法

(1) 歯の動揺度

0度：生理的動揺（0.2mm以内）

1度：唇舌方向にわずかに動揺（0.2～1mm）

2度：唇舌方向に中程度（1～2mm）、近遠心的にも動揺

3度：唇舌（2mm以上）、近遠心、垂直方向に動揺

(2) 歯周ポケットの測定（プロービング）

測定法：ポケット探針（プローブ）を歯の長軸とできるだけ平行にし、根尖方向に歯面に沿わせてポケット内に25g程度の力で静かに挿入し、先端がポケット底に達したところで歯肉縁の位置までの目盛りを読み取る．

←プロービング

メモ

《歯周ポケット測定時の注意事項》
① 固定点の確保
② 無理な力を加えない
③ 縁下歯石を避ける
④ 記録者と術者は測定部位を確認する

(3) 歯肉炎指数（gingival index, GI: Löe と Silness, 1963）

歯肉炎の程度を4歯面で別個に評価する．

・1歯あたりのGI=1歯4面の総点数/4

・個人のGI=各歯GIの総点数/歯面

スコア0：臨床的に正常な歯肉．

スコア1：軽度の炎症．プローブで擦過しても出血しない．

スコア2：中程度の炎症．プローブの擦過により出血．

スコア3：高度の炎症．潰瘍形成や自然出血が見られるもの．

(4) PMA指数（Schour と Massler, 1948）

前歯部における歯間乳頭（P）、辺縁歯肉（M）、付着歯肉（A）の炎症を記録する．各部位ごとに炎症があれば1点とする．

(5) 歯間離開度検査

コンタクトゲージ（青・緑：50μm、黄：110μm、赤：150μm）を歯間部に挿入して検査する．50～110μmが正常値．

(6) プラークの付着状態の検査

染め出し剤によりプラークの付着部位を染め出し、部位数や面積で評価する．O'LearyのPCR、OHI指数、PHP指数などを使用．

他に出血傾向、歯肉溝出血指数（SBI）など．

4）外科的歯周療法用器具の種類と用途

（1）歯周ポケット掻爬（キュラタージ）

歯周組織の軟組織壁を鋭匙型スケーラーにより除去する．

使用器具：診査用器具、麻酔用器具、スケーラー、掻爬用鋭匙、
有窓鋭匙、歯面研磨用器具、洗浄用器具及び薬剤、
縫合用器具、パック剤

（2）新付着術（ENAP）

ポケット内壁をメスにより除去する．

使用器具：(1)で使用する器具、尖刃刀、湾刃刀、あるいは替刃
メス#11、12、15

（3）歯肉切除術

ポケット壁を構成する歯肉を外科的に切除することにより、ポケットを取り除き、かつ歯肉を生理的形態に整える．

使用器具：縫合用器具を除いた(1)の使用器具、
ポケット測定器、クレン・カプラン・ポケットマーカー、歯肉切除用メス、歯肉鋏（曲）

（4）歯肉剥離掻爬術（フラップ手術）

歯肉を剥離して直視下で歯石、プラーク及び不良肉芽を除去し、根面を滑沢にする．

使用器具：メス、骨膜剥離子、骨切除・骨整形用器具（破骨鉗子、チゼル、骨バー、アブレーシブポイント、骨ヤスリ）、歯肉鋏、縫合用器具、パック剤、（暫間固定用器具）

（5）用途

・スケーラー：肉芽組織の除去、ルートプレーニング

・掻爬用鋭匙：肉芽組織の掻爬

・有窓鋭匙：肉芽組織の除去、整形

・尖刃刀、湾刃刀、替刃メス：歯肉の切開、切除

・ポケット測定器：歯周ポケットの測定

・クレン・カプラン・ポケットマーカー：ポケット底の印記

・歯肉鋏：歯肉の整形

←外科的歯周療法用器具の種類と用途

メモ

《歯周外科》
① 歯周ポケット掻爬（キュラタージ）
② 新付着術（ENAP）
③ 歯肉切除術
④ 歯肉剥離掻爬術（フラップ手術）

- 骨膜剥離子：粘膜骨膜弁の剥離
- 破骨鉗子、チゼル、骨バー、アブレーシブポイント、骨ヤスリ：骨切除、骨整形

5) 歯周外科の補助留意点
① 無菌的作業に留意する．
② 器具は消毒布上に使用順に並べる．
③ バキューム操作に留意する（明視野の確保、術者の視野を狭めない）．
④ 器具の受け渡しは、患者の目に触れたり、金属音が出たりしないようにする．
⑤ 患者の全身状態に注意する．
⑥ 使用後の器具は滅菌ガーゼで汚物を拭き取り、所定の位置に置く．
⑦ 血液の付着したガーゼなどは、患者の目に触れないように処分する．

6) 歯周用パックの種類と取扱い

←歯周用パックの種類と取扱い

(1) 種類
① 成分による分類：ユージノール系
　　　　　　　　　非ユージノール系
② 形状による分類：粉液タイプ
　　　　　　　　　ペーストタイプ

(2) 練和法
- 粉液タイプ　　：ガラス練板上で粉末を分割混入し、均質になるように、乾いた手指にパック剤が付かなくなるまで練和する．
- ペーストタイプ：ベースとキャタリストを、紙練板上で30〜40秒間練り、手指に粘着しなくなるまで待って用いる．

(3) 装着手順
① 練和したパックを棒状にする．
② 乾燥した歯面及び創面にパックを置く．
③ 口唇、頬の外側から手指で圧接し、可動粘膜を覆わない．

メモ
《歯周パックの目的》
① 止血
② 後疼痛と知覚過敏の防止
③ 肉芽組織の増殖防止
④ 創面の保護
⑤ 感染防止
⑥ 固定

メモ
《歯周パックの分類》
① 成分による分類：ユージノール系、非ユージノール系
② 形状による分類：粉液タイプ、ペーストタイプ

④ 頬舌側からパックを歯間部に圧接する．
⑤ 圧接後、パックの上を洗浄し、止血を確認する．
※パックは通常1～2週間貼付する．

(4) 患者の指導
① 口腔清掃に関する指示
・手術部位のブラッシングは避ける
・洗口剤をすすめる
・手術部位以外はブラッシングを行わせる
② 再来院を要する場合についての説明
・パックの破折及び脱落
・パックが軟組織を刺激する場合
・パックのゆるみ
・止血しない場合
・疼痛

(5) パック除去上の留意点
　パック辺縁から歯冠方向に押し、歯間部に残った小片はスケーラーで除去する．創面の付着物は綿球で拭掃する．

7) 暫間固定装置の取扱い

←暫間固定装置の取扱い

(1) 意義
　咬合力の分散軽減、動揺歯の安定化、動揺歯の保存可否判定．

(2) 方法
　① 歯質を削除しない方法　：バルカン固定法、矯正用バンド固定法、接着性レジン固定法、床固定法（ホーレーのリテーナー）
　② 歯質を接着する方法　：レジン充填固定法、レジン冠連結固定法、アマルガム充填固定法
　※口腔清掃上の指導：特に隣接面部の清掃に留意させる．

メ　モ
《暫間固定の目的》
① 咬合力の分散軽減
② 動揺歯の安定
③ 動揺歯の保存可否判定

8) 外科的施術後の管理

患者を安静にし、口腔周辺を清掃する．止血確認、全身状態の観察をし、異常がなければ帰宅させる．

9) 歯科衛生士の役割

←歯科衛生士の役割

保存修復処置を行う際に考慮しなくてはいけないのは、軟化象牙質の取り残しと二次カリエスの発生防止である．そのためには、術者の視野の妨げとなる切削粉、タービンの水、舌、頰などを適切に処理し、治療しやすい環境を常に保つことが大切である．

ポイントチェック

1. 初期治療（イニシャルプレパレーション）の意義、内容．
2. 歯周組織の診査方法．
3. 歯周外科の概要．
4. 歯周用パックの用法と注意点．
5. 暫間固定の意義と方法．

（関野　愉）

6. 補綴治療時の診療補助

1. 補綴分野の診査法

1）診査

① 一般診査　　　：主訴、現病歴、既往歴、家族歴などについて問診を行う．

② 現症の診査　　：視診、触診により、口腔内・外の診査を行う．

③ エックス線診査：残存歯や顎堤、顎関節の状態を、必要に応じてデンタル撮影やパノラマ撮影などで診査する．

④ 模型診査　　　：残存歯や歯列、顎堤の形態、小帯の状態、咬合関係などについて診査する．

> **メモ**
> 研究用模型は、診査や診断の他、補綴物作製のための個人トレーの作製にも用いられる．

2）各種検査法

（1）咬合音検査法

サウンドチェッカーにより中心咬合位での咬合音を測定する．

・咬合時の上下の歯の接触音を電気信号に変えて波形で表したものを分析し、咬合の検査や、診断、調整に役立てる．

　　澄んだ咬合音：短く単一な波形、咬合状態が良好．

　　鈍く濁った咬合音：長く不規則な波形、咬合調整が必要．

（2）ゴシックアーチ描記法

下顎運動の描記を目的とし、主として無歯顎の水平的下顎位を決定する．

・ゴシックアーチトレーサーを用いる（口内法と口外法）．

・ゴシックアーチの頂点は中心位を示す．

・患者が円滑な運動ができるように、検査の前に十分練習させる．

（3）チェックバイト法

下顎運動時の前方、側方顆路傾斜角を測定する．

・バイトレコードとフェイスボーを用い、患者の下顎位を半調節性咬合器上に再現する方法．

(4) 支台歯平行測定法

ブリッジの支台歯の軸側面やピンホールなどの平行性の測定と誘導を行う.

・平行測定装置（パラレロメーター）を用いて平行関係を測定し、テーパー度を調べる.

←平行測定法

2. 印象採得

←印象採得

1）印象用トレー

←トレーの種類と用途

(1) 既成トレー

・概形印象を採得する.
・平均的な口の大きさや形態に合わせて作られている.
・各患者にほぼ適合するものを選んで使用する.
・ユーティリティーワックス類でトレー辺縁を被い、形態を修正することもある.

(2) 各個トレー

① 個人トレー

・精密印象を採得する.
・主に、トレー用即時重合MMAレジンを用いて研究用模型上で作製する.

② 個歯トレー

・クラウンやブリッジの支台歯の歯面細部、特に歯頸部マージンをより正確に印象採得するためのトレー.
・即時重合MMAレジンや、カッパーバンド（銅板）などで作製する.

2）印象採得の種類

(1) 概形印象（スナップ印象、予備印象）

←概形印象採得

・主に既成トレーとアルジネート印象材が用いられる.
・研究用模型（＝スタディーモデル）のための印象.
・無歯顎では、モデリングコンパウンドも用いられる.
・歯科医師の指示により歯科衛生士が行うこともある.

(2) 精密印象（本印象、最終印象）
- 作業用模型（補綴物作製）のための印象．
- 主に個人トレーとゴム質印象材、寒天印象材などが用いられる．

(3) 単純印象（単一印象）
- 1種類の印象材で印象採得すること．

(4) 材料の組み合わせによる印象
- 積層一回（連合）印象：2種類以上の印象材を用いて、一回法で採得．
- 二段階（複合）印象：二回法で採得．

※連合印象は、寒天とアルジネート、複合印象は、ゴム質印象材（ハードボディータイプとインジェクションタイプ）や、モデリングコンパウンドと酸化亜鉛ユージノールペーストなどの組み合わせがある．

(5) 機能印象（加圧印象）
- 床義歯作製のための精密印象．
- 床下粘膜に咀嚼時と同様な圧力を加えるようにして印象採得する．
- 加圧法により、ダイナミック印象、手圧印象など．

(6) 無圧印象（解剖学的印象）
- 床義歯治療の概形印象．
- 解剖学的形態をそのまま再現するために行われる．

※アルジネート、石膏、寒天など流動性に富む印象材が用いられる．

3) 印象採得の準備と補助
- 目的にあった印象材とトレーを用意する．
- 既製トレーは、患者の歯列にほぼ適合するものを選び、必要に応じて屈曲や、切断、ワックスなどにより修正する．
- 印象採得時の嘔吐反射を防止するためには、印象材の粉液比を守り、適量をトレーに盛り、頭部はあまり後ろに倒さないようにする．表面麻酔を用いることもある．

メモ

《印象採得の種類》
① 概形印象（スナップ印象、予備印象）
② 精密印象（本印象、最終印象）
③ 単純印象（単一印象）
④ 材料の組み合わせによる印象（連合印象、複合印象）
⑤ 機能印象（加圧印象）
⑥ 無圧印象（解剖学的印象）

←印象採得の準備と補助

4）個人トレーの準備と取扱い

・精密印象を採得する．
・主に、トレー用即時重合 MMA レジンを用いて研究用模型上で作製する．

5）トレーの後始末・消毒

使用後のトレーは、印象材を取り除いて水洗後、金属製品は高圧蒸気・煮沸、プラスチック製品は薬液消毒し、トレー保管用の紫外線燈のついた戸棚で保管するが、使用直前に再度薬液消毒することが望ましい．

3．咬合採得

上下顎の垂直及び水平的位置関係を決定し、対合歯関係を咬合器上に再現するために記録する．

残存歯数の違いや補綴物の種類により、準備する器具、材料、手順、咬合器などに違いがある．

1）咬合採得の準備

・患者に、咬合採得の概要を説明する．
・必要な材料、器具などのチェックをする．
・咬合採得時に諸記録をとる準備をする．

2）全部床義歯の咬合採得に必要な器具

咬合床、咬合平面測定板、ノギス、ワックススパチュラ

3）使用する材料

パラフィンワックス、酸化亜鉛ユージノールペースト

4）咬合器の取扱い

石膏やワックスなどを取り除きアルコールガーゼで清掃し、必要に応じて注油し、可動部が円滑に動くようにする．

← 個人トレーの準備と取扱い

← トレーの後始末・消毒

← 咬合採得

メモ

《注意事項》
① 各検査項目や、印象採得、咬合採得についての目的は何かを理解する．
② 器材の準備や手順を把握する．
③ 嘔吐反射の強い患者の印象採得は、表面麻酔を準備する．
④ 患者に合ったトレーを選ぶ．
⑤ 印象材は適量をトレーに盛る．
⑥ 印象採得時に患者の首を少し起こす．

← 咬合器の取扱い

5）顔弓（フェイスボー）の取扱い

バイトホークは、モデリングコンパウンドや咬合床を装着し、口腔内に挿入するため使用後は水洗して汚れを落とし、薬液消毒することが望ましい．その他の部品については、アルコールガーゼで清掃する．

←顔弓の取扱い

6）咬合床の取扱い

口腔内に挿入するため、使用前後は水洗して汚れを落とし、清潔にしておく．

←咬合床の取扱い

ポイントチェック

1．各検査項目や、印象採得、咬合採得についての目的は何かを理解する．
2．器材の準備や手順を把握する．

（塚原　武典）

4. 補綴物装着

補綴物は多数のステップを経て製作されている．したがって、完成物であっても、何の支障もなく装着されただちに機能が回復するものではない．詳細な診査と修正がなされるのが通常である．

1）床義歯装着時の準備と補助

① 義歯の試適を行い、クラスプと鉤歯の適合や床と粘膜、床縁と周囲組織（粘膜、筋など）との関係が診査され、調整が行われる．
② 咬合や咬交の診査と修正が行われる．
③ 義歯の着脱の要領をはじめ、その取扱いについての説明などが行われる．

《準備器材》
義歯、咬合紙とホルダー、バイトワックス、カーボランダムポイントなどの研削研磨器具、適合性点検材（フィットチェッカーなど）、手鏡、義歯用ブラシ、義歯清掃剤
※義歯清掃の必要性・義歯の取扱い方などを指導する．

2）クラウン、継続歯、ブリッジ装着時の準備と補助

① 模型上での点検
② TEKの除去と支台歯及び周辺の清掃（撤去用器具：クラウンリムーバー、撤去用鉗子など）
③ 試適と調整
・クラウンの支台適合性（フィットチェッカー）
・隣接面接触状態（コンタクトゲージ、デンタルフロス）
・咬合関係（咬合紙、バイトワックス、バイトチェッカー）
④ セメント合着
・リン酸亜鉛セメント、カルボキシレートセメント、グラスアイオノマーセメント、レジンセメントの中から選択される．
・浮き上がりの防止（クラウンセッター、割り箸、マレットなど）
⑤ 溢出セメントの除去と装着後の診査

←補綴物装着

←床義歯装着時の準備と補助

←歯科衛生士の役割

←クラウン、継続歯、ブリッジ装着時の準備と補助

3）患者指導

(1) 床義歯における指導

歯の欠損の状態や患者年齢、補綴希望の理由などは千差万別であり、そのための義歯設計や使用材質も様々である．状況に応じた適切な説明が必要である．

① 義歯に対して過大に期待されやすいが、咀嚼能率の低下（総義歯は、健全歯の約1/4）は避けられないことを説明する．

② 義歯で咬むことに慣れるために患者が努力工夫できるよう、具体的に説明する．

③ 温度感覚や味覚の低下が生じることを説明する．

④ 患者は、義歯に慣れるまで、舌の動きがスムーズにできなかったり、頬や舌を咬んでしまったりして発音障害を訴える．個人差はあるが、義歯に慣れるまで数日間から数カ月間を要することを説明する．

⑤ 着脱方向についての説明を行い、義歯の破折、変形、あるいは残存歯に有害な力が加わることを防止する．

⑥ 義歯の装着により、口腔内が汚れやすいこと、清掃の不良は、残存歯の齲蝕や歯周炎、粘膜の炎症を起こすことを説明する．

⑦ 睡眠時は義歯を外し、水中あるいは湿気のある状態で保管することを説明する．

⑧ 義歯の調整に際しては、必ず歯科医院に来院してもらう．

(2) クラウン及びブリッジにおける指導

① 支台歯が有髄歯の場合、冷水痛などの知覚過敏が起こる場合もあることを説明しておく．

② ポーセレンは破折しやすいので、硬い物を咬む時は注意が必要であることを説明する．

③ 硬質レジン前装冠は摩耗しやすいので、適切なブラッシング法を指導する．

←患者指導

メモ
補綴物装着時はメインテナンスの必要性を説明する．齲蝕や歯周疾患、粘膜の炎症を十分ふまえて患者指導を行う必要がある．

←歯科衛生士の役割

←歯科衛生士の役割

④ 人工材料は歯よりも沈着物が付着しやすいので、適切なブラッシングを説明する．ポンティックには、インターデンタルブラシ、デンタルフロスの指導を行う．　　←歯科衛生士の役割

ポイントチェック
1. 補綴物製作から試適までの器材及び使用法の確認．
2. 補綴物装着による利点及び欠点の整理．

（吉野　隆司）

7. 局所麻酔法と診療補助

1. 局所麻酔の種類と器材

1）局所麻酔

　末梢神経の特定部位に麻酔薬を作用させることにより、その支配領域の痛覚を一時的に麻痺させることを局所麻酔という．

←局所麻酔

メモ
《局所麻酔法の分類》
① 塗布麻酔法
　（表面麻酔）
② 噴霧麻酔法
　（表面麻酔）
③ 粘膜下注射法
　（浸潤麻酔）
④ 骨膜下注射法
　（浸潤麻酔）
⑤ 歯髄腔内注射法
　（浸潤麻酔）
⑥ 歯根膜内注射法
　（浸潤麻酔）
⑦ 伝達麻酔

2）局所麻酔の分類

　麻酔薬を作用させる場所により、次の3種に大別される．

（1）表面麻酔

　粘膜、皮膚に局所麻酔薬を塗布あるいは噴霧することにより、その部位を麻痺させる方法．

　① 塗布麻酔法：粘膜面に局所麻酔薬を直接塗布する方法で、軟膏・ゼリー・表面麻酔用液が用いられている．

　② 噴霧麻酔法：表面麻酔用液を噴霧器で噴霧、またはスプレータイプの麻酔用液を用いて行う．

（2）浸潤麻酔

　組織内に局所麻酔薬を注射し、浸潤させることにより、その部位を麻痺させる方法．部位により粘膜下・骨膜下・骨内・歯髄腔内・歯根膜内注射法に分類される．

　① 粘膜下注射法　　：粘膜下組織中に局所麻酔薬を注入する．

　② 骨膜下注射法　　：骨膜まで注射針を貫通させ、骨と骨膜の間に局所麻酔薬を注入する．

　③ 歯髄腔内注射法　：抜髄などの処置の際に他の方法では効果が得られにくい場合に用いられる方法で、髄腔内に直接局所麻酔薬を注入する．

　④ 歯根膜内注射法　：歯根膜麻酔用のピストル型やペン型の注射器、または普通のタイプの注射器を用いて、直接歯根膜に注射する．

　準備：カートリッジ式注射器、浸潤麻酔用注射針

←浸潤麻酔の準備と補助

メモ
《局所麻酔の利点》
① 適用範囲が広い
② 意識がある
③ 全身に対する影響が少ない
④ 手技が簡単である

《局所麻酔の欠点》
① 患者に精神的圧迫を与えることがある
② 過敏な反応を呈することがある
③ 中毒症状を呈することがある

(3) 伝達麻酔

神経走行中の神経幹・神経叢の近辺に局所麻酔薬を注射し、その末梢を麻痺させる方法.

上顎： ① 正円孔注射法
　　　② 眼窩下孔注射法
　　　③ 上顎結節注射法
　　　④ 切歯孔注射法
　　　⑤ 大口蓋孔注射法

下顎： ① 卵円孔注射法
　　　② 下顎孔注射法
　　　③ オトガイ孔注射法
　　　④ 頰神経注射法
　　　⑤ 舌神経注射法

準備：ガラス筒注射器、伝達麻酔用注射針

←伝達麻酔の準備と補助

3）歯科用注射針・注射器の特徴

(1) 注射器
① ガラス筒注射器：外筒と内筒の数字が同じものを使用する.
② カートリッジ式注射器

(2) 注射針
浸潤麻酔用と伝達麻酔用があり、区別することが必要である. ディスポーザブルのものが一般に使われている.

2. 局所麻酔薬と血管収縮薬の添加

局所麻酔薬は、化学構造によってエステル型とアミド型（アニリド型・キノリン型）に分類されるが、主にアミド型局所麻酔薬が用いられている. 一般医療用と比べ、歯科用は高濃度（2〜3%）かつ血管収縮薬が添加されているものが多いことが特徴である.

1）局所麻酔薬の種類

←局所麻酔薬の種類

表4　局所麻酔薬の種類

分類	種類	血管収縮薬の添加	使用目的
エステル型	塩酸コカイン	無	表面麻酔
	塩酸プロカイン	有（エピネフリン）	浸潤、伝達麻酔
	塩酸テトラカイン	有（エピネフリン）	表面、浸潤、伝達麻酔
	塩酸クロロプロカイン	無	浸潤、伝達麻酔
アニリド型	塩酸リドカイン	有（エピネフリン）	浸潤、伝達麻酔
	塩酸メピバカイン	有（エピネフリン）	浸潤、伝達麻酔
	塩酸プリロカイン	有（エピネフリン、オクタプレッシン）	浸潤、伝達麻酔
	塩酸ブピバカイン	有（エピネフリン）	浸潤、伝達麻酔
	塩酸トリカイン	有（エピネフリン、ノルエピネフリン）	浸潤、伝達麻酔
キノリン型	塩酸ジブカイン	無	表面、浸潤、伝達麻酔

2）血管収縮薬の添加

　局所麻酔薬の中で、血管収縮作用を有するものはコカイン、メピバカイン、プリロカインがある．しかし、効果的な血管収縮作用を有するのはコカインのみであり、メピバカイン・プリロカインは微々たるものである．他の局所麻酔薬のほとんどは血管拡張の傾向を示すといわれており、そのためにほとんどの歯科用局所麻酔薬に血管収縮薬を添加（8万分の1以下）している．

（1）血管収縮薬の添加理由

①局所麻酔薬が局所に停滞することによって、麻酔効果を増強し、麻酔作用時間が延長する．

②局所麻酔薬の局所からの急速な吸収を防ぐ結果となり、全身中毒が生じにくい．

③局所の出血が減少し、観血的処置に有効である．

④局所麻酔薬の使用量が少なくてすむ．

(2) 血管収縮薬の種類
① エピネフリン（アドレナリン・エピレナミン）
② ノルエピネフリン（ノルアドレナリン・ノルエピレナミン）
③ オクタプレッシン（フェリプレッシン）

3）局所麻酔薬の取扱い

　局所麻酔薬自体は安定している．しかし、エピネフリンは熱・光に対して不安定であるため、紫外線下での消毒器の保管は避け、冷所・遮光保存する．また、加湿器で温めたカートリッジは、その日のうちに使用するのが望ましい．

3. 注射器の取扱い

① プランジャーをいっぱいに引き、カートリッジをプランジャー側から装填、注射針の短針側のキャップをはずし回転させながら装着．
② シリンダーを回転させ、針先の斜端位置を決め、麻酔薬を数滴落滴させ、確認した後に注射を行う．
　注意：ポイントのある方に、針先は開いている．

4. 器材の取扱い

1）アンプルの取扱い

　エタノール綿などで、記されているポイントを清拭しつつアンプルのカットを行う．

2）カートリッジの取扱い

　薬液注入時の疼痛緩和を図るため、体温程度まで温めておく．使用直前に、ゴムキャップ部分を70％エタノールで清拭する．
　　注意：誤薬注入防止のため、必ず薬品名と使用期限の確認を行うこと．

メモ

《エピネフリン、ノルエピネフリン》
高血圧、糖尿病、代謝亢進患者への使用には注意．

《オクタプレッシン》
上記血管収縮薬より効果は劣るが、安全域は高く、甲状腺機能亢進障害者にも使用することができる．妊婦には子宮筋を収縮させるので使用しない．

←局所麻酔薬の取扱い

←注射器の取扱い

←アンプルの取扱い

←カートリッジの取扱い

5. 患者説明

① 局所麻酔による全身的偶発症（局所麻酔中毒、局所麻酔アレルギー反応など）や、局所的偶発症（顔面神経麻痺、後麻痺など）について説明を行う．
② 局所麻酔薬の必要性と危険性について説明を行う．

←患者説明

ポイントチェック
1. 局所麻酔の利点・欠点．
2. 局所麻酔薬の使用目的の違い．
3. 血管収縮薬の添加理由．

（河本　和繁）

8. 口腔外科治療時の診療補助

1. 抜歯の補助

抜歯は口腔外科治療の中で最も頻繁に行われるもので、その補助については十分に熟知することが要求される．

1）抜歯に用いられる器具の種類、用途と取扱い

(1) 通常の抜歯

① 麻酔器具一式　：通常、抜歯を行う前に麻酔（浸潤麻酔）を行う．伝達麻酔は必要な場合に行う．

② 靱帯剝離子　　：歯頸部の環状靱帯の剝離に使用する．歯周靱帯の切離には歯科用探針やメスを使用する．

③ ヘーベル　　　：ヘーベルのくさび作用、テコ作用などにより、歯の脱臼を行う．

④ 抜歯鉗子　　　：歯を把持し、基本的に頰舌的に動かし抜歯する．

⑤ 鋭匙　　　　　：根尖部や歯頸部の肉芽組織の搔爬に使用する．

(2) 難抜歯

① メス：粘膜弁を形成する際に使用する．

② 粘膜剝離子、骨膜剝離子：粘膜骨膜弁を形成する．

③ 骨ノミ、マレット、破骨鉗子：
　　埋伏歯を覆っている骨を除去する際に使用する．破骨鉗子は槽内中隔の削除にも使用する．

④ 骨ヤスリ：歯槽骨の鋭縁を平滑にする．

⑤ 回転切削用器具：歯根分離や埋伏歯の歯冠歯根分離に使用する．

2）器具取扱いの注意

① 保管場所からは、専用の鉗子を用いてバットへ移す．

② 器具を載せたバットは術者の邪魔でない、安定した場所におく．

③ 器具は使用する順に並べておく．

④ 患者が不安を抱かないよう、できるだけ音を立てず、目に触れないように準備する．

←口腔外科治療時の診療補助

←抜歯

←抜歯に用いられる器具の種類、用途と取扱い

メモ
使用する器具の手渡しの際は、滅菌されている先端には触れず、術者に対して先端を向けずに渡す．観血的処置であるため、付着した血液は使用のたびに清拭してバットに戻し、不慮の事故防止に努める．

⑤ 血液がついた器具は拭き、誤って刺すなど不慮の事故を防止する．
⑥ 術者に手渡す際、器具の先端には触れず、術者にも向けない．

3）抜歯の手順とその補助

←術中の補助

（1）単純抜歯

① 麻酔：ディスポーザブル針のキャップに手を添えて術者に手渡す．麻酔後は注意しながらリキャップする．

② 歯周靱帯の剥離：靱帯剥離子またはメスの先端を術者に向けずに手渡す．術野からの出血に対し止血を行う．

③ 脱臼：エレベーターの先端を術者に向けずに手渡す．

④ 抜歯：歯種に対応した鉗子を手渡す．抜歯した際に著しい出血が見られることがあるので、患者に不快感を与えないように止血をする．

⑤ 根尖部の掻爬：鋭匙を手渡す．

⑥ 抜歯窩の処置：指示に従い、術後感染防止のためのデンタルコーンまたは止血のためのスポンゼルを手渡す．

⑦ 後処置：止血のためにガーゼ及び清掃用綿球を手渡す．

（2）埋伏抜歯

① 麻酔　　：伝達麻酔を行うのでその準備をする．

② 歯肉切開：メスを手渡す．その際、刃部に注意する．術野の止血．

③ 骨膜剥離：骨膜剥離子を手渡す．

④ 骨の削除：骨ノミの手渡しとマレットの槌打．

⑤ 抜歯　　：エレベーター、抜歯鉗子、ルートチップを手渡す．術野の止血を行う．完全に抜歯されたかどうかを確認するため、抜去歯の破片などはきちんと並べておく．

⑥ 抜歯窩の掻爬　：鋭匙を手渡す．

⑦ 歯槽骨縁の整形：骨膜剥離子、破骨鉗子、骨ヤスリ、骨バーの手渡し．術野の止血．

⑧ 術野の洗浄　　：洗浄用シリンジを手渡す．患者に洗浄液による不快感を与えないために、バキュームによる吸引を行う．

> **メモ**
> 埋伏抜歯は、歯が歯肉、骨内にあるため通常の抜歯に比べ非常に困難である．したがって、抜歯の際の補助が手際よく行われなければ時間を費やし予後を悪化させるので、使用される器具の使用目的をしっかり把握しておくことが要求される．

⑨ 縫合　　　：持針器に縫合針を付け手渡す．縫合糸が他の場所に付着しないように補助する．縫合糸の切断．
⑩ 後処置　　：圧迫止血用のガーゼ及び清拭用綿球を手渡す．

2. 術後の患者指導

　口腔外科治療では、抜歯のような小手術においても術後の管理が予後を左右する．抜歯は頻繁に行われる処置で、補助に立ち会うことが多い．したがって、抜歯後の治癒や経過を十分に把握し、適切な術後指導を行うことが要求される．

《患者への注意説明事項》

(1) 後出血について

　抜歯後、一時的に止血されても、帰宅後、持続的に出血する場合があるので、その際には清潔なガーゼなどによる圧迫止血をするよう指示する．それでも止血されない場合には必ず再診させる．

(2) 腫脹について

　抜歯に時間がかかった時には、腫脹しやすいので必ず告げておく．万一、腫脹した時は濡れたタオルでの冷湿布を指示する．患部を直接氷で冷やし過ぎることは疼痛を増悪させるので、行わないように指示する．

(3) 服薬について

　抜歯後は、術後感染防止、鎮痛のために抗生物質や鎮痛剤の服用をさせるので、正しい服用時間、服用回数などの用法について指示する．

(4) うがいについて

　抜歯当日は患部の止血が完全ではないため、うがいのしすぎや強いうがいは血餅が脱落するので控えさせる．翌日から口腔内を清潔に保つためにうがいをするよう指示する．

(5) 食事について

　抜歯後、麻酔が覚醒していないため誤咬することがあるので、完全に覚醒するまで食事は控えるよう指示する．

> **メモ**
> 術後の適切な患者指導は抜歯窩の予後を左右するばかりではなく、患者の精神的なケアにもつながるため、しっかりとした説明ができるようになることが要求される．

（6）入浴、飲酒、運動について

　飲酒による疼痛の増悪、入浴や運動による再出血を引き起こす場合があるので、控えるよう指示する．

（7）その他

　抜歯部の治癒経過を確認するため、翌日に必ず来院するよう指示する．

3. その他の外科関連処置

　歯科治療における観血的処置で抜歯と並んで多いのが、歯性感染が原因となる膿瘍の切開である．また、抜歯時の縫合や止血処置などの手技に関しても、使用される器具の目的や手順を理解することが重要である．

1）切開と排膿

（1）使用器具

　局所麻酔一式、メス、骨膜剝離子、鋭匙、ガーゼドレーン

（2）切開の手順とその補助

- ・麻酔：膿瘍周囲に輪状麻酔を行う．
- ・切開：メスを手渡す．切開部からの出血を吸引する．
- ・膿瘍部からの排膿：骨膜剝離子、鋭匙を手渡す．膿汁を吸引する．
- ・膿瘍腔内の洗浄　：洗浄用シリンジを手渡す．洗浄液を吸引する．
- ・ドレーンの挿入　：排膿路の確保のためガーゼドレーンなどを手渡す．

2）口腔外科小手術

① 歯槽整形は補綴前外科処置として頻度が高い．

② インプラント手術では多種の器材を必要とするため、器材を使用する順序を把握しておくことが必要となる．

③ 切開においては、出血や血圧低下にも対応しておくことが必要となる．

④ 嚢胞摘出術では、顎骨内の場合、歯を保存する目的で歯根尖切除術を同時に行うこともある．

←小手術

メモ
小手術は抜歯と同様に観血処置であるため、器具に付着した血液などをアルコールワッテで使用のたびに清拭することが必要である．

⑤ 歯及び歯槽骨の外傷では、軟組織の損傷と出血を伴っているため、すばやい器材の準備が必要である．

《小手術用器具の種類、用途》

(1) 歯槽整形及び骨留除去手術

　局所麻酔一式、メス、骨膜起子、粘膜剥離子、破骨鉗子、骨ノミ、マレット、骨ヤスリ、回転切削用器具、縫合器材一式など．

(2) 切開排膿

　局所麻酔一式、メス、骨膜剥離子、鋭匙、ガーゼドレーン．

(3) 囊胞摘出術

　局所麻酔一式、メス、骨膜起子、粘膜剥離子、破骨鉗子、回転切削用器具、鋭匙、縫合器材一式など．

(4) 歯及び歯槽骨外傷の処置

　局所麻酔一式、メス、歯肉剥離子、鋭匙、破骨鉗子、骨ヤスリ、縫合器材一式．

　固定が必要となる場合は、この他に線副子として鋼線、プライヤー、即時重合レジンセットなど．

(5) 歯の再植術

　局所麻酔一式、鋭匙、洗浄用シリンジ、挺子、リーマーファイル、根管充填用器材一式．

《小手術用器具の取扱い》

　抜歯器具の取扱いと同様の注意が必要である．さらに、滅菌のできない器具の消毒を確実に行うことが重要である．

3) 縫合用器材の種類、用途と取扱い

(1) 縫合糸の種類、用途

・非吸収性縫合糸：口腔粘膜や皮膚の縫合に用いられる．
　　　　　　　　　絹糸、合成糸（ナイロン、テトロンなど）
・吸収性縫合糸　：抜糸が困難とされる組織内の縫合に用いられる．
　　　　　　　　　羊腸線（カットグード）、合成糸（P.G.A.、P.V.A.）

(2) 縫合針の種類、用途

・大きさ：口腔内では長さ20mm前後、太さ0.55mm前後．

- 湾曲の度合：直針、先曲針、湾針（3/8円、1/2円、5/8円）
- 先端の構造：角針…皮膚、歯肉骨膜などの硬い組織
  　　　　　　丸針…粘膜など柔らかい組織
- 糸通し部：弾機孔、普通孔、あらかじめ糸の付いた糸付き針など

（3）持針器の種類

マッチュー型、ヘーガル型

（4）縫合用器具の取扱い

縫合用器具の中では、縫合針による針刺し事故を防ぐために、準備の段階と使用後において注意が必要である．特に使用後は患者の血液が付着しているため、針の先端を持針器でつかんで刺さらない状態にしておくか、バット上のはっきりと分かる場所に置いておく．

（5）縫合時の補助

- 左手で持針器の関節部を持って把持部を術者に向け、右手で縫合糸を持ち手渡す．
- 糸の結びが終了するまで縫合糸を保持しておく．
- 糸結びが終了後、縫合糸を切断する．

4）止血処置

口腔外科治療において最も頻繁に行われる抜歯は、術後の止血が重要となる．基本的には圧迫止血が行われているが、様々な止血処置を理解し整理しておくことが必要である．

（1）止血剤の種類

① 局所的止血剤：ゼラチンスポンジ剤、酸化セルロース剤、エピネフリン、トロンビン

② 全身的止血剤：アドレノクローム製剤、抗プラスミン剤、ビタミンK、組織トロンボプラスチン

（2）止血剤の取扱い

取扱いは、医師の管理のもと、無菌的に扱うよう注意する．さらに保存方法などにも注意する．

(3) 局所的止血法

(a) 一時的止血法

① 圧迫法

抜歯後の止血において最も頻繁に行われている方法で、出血部に対して滅菌ガーゼなどによって直接圧迫させて止血する．

② 指圧法

出血部より中心側の主幹動脈を圧迫して止血する方法．

③ タンポン法

抜歯窩などではスポンゼル、オキシセルなどを挿入填塞する．

←圧迫止血の補助

(b) 永久的止血法

① 結紮法

出血した血管断端を止血鉗子ではさみ、絹糸や吸収性縫合糸で結紮する．止血鉗子は滅菌されたものを用い、特に先端部の取扱いには注意する．

② 高周波凝固法、電気凝固法ならびに熱凝固法

実質性出血を凝固焼灼させ止血する．

③ 創縁縫合法

創縁部を互いに縫合し止血する．

←止血鉗子の取扱い

(4) 全身的止血法

全身的疾患による出血が疑われる場合、全身的に止血剤の投与が必要となり、さらに内科的処置も行われる．

4. 全身麻酔及び鎮静

←全身麻酔及び鎮静

1) 全身麻酔

中枢神経機能を抑制し意識や疼痛を消失させる方法．吸入法、静脈内投与法、気管内挿管法がある．

(1) 吸入麻酔

ガスまたは揮発性麻酔薬を吸入させ全身麻酔を行う方法．ガス麻酔薬として笑気、揮発性麻酔薬としてハロタン（ハロセン、フローセン）、エンフルラン、セボフルラン、イソフルランがある．

(2) 静脈麻酔

麻酔導入時、短時間の手術に使用されることが多く、利点として、導入時間が短く気道刺激がないことが挙げられる．麻酔薬の種類として、サイオペンタール、サイアミラール、塩酸ケタミン、ジアゼパム、プロポフォールなどがある．

(3) 気管内挿管法

口腔内の手術、集中歯科治療において、経鼻または経口気管内挿管により全身麻酔が行われる．利点は、気道確保、呼吸管理が確実であること、欠点は、治療部位が気道と同じ部位にあり麻酔管理が困難なことである．

2）精神鎮静法

意識を消失させることなく、手術、局所麻酔、歯科治療に対する不安、恐怖心、緊張を緩和し、治療に協力的にさせる全身管理法である．

笑気鎮静法と静脈内鎮静法がある．

(1) 笑気鎮静法

意識を消失させない程度の15〜30％笑気（低濃度）を、70〜85％酸素とともに吸入させ、鎮静効果を得る方法．

(2) 静脈内鎮静法

抗不安薬（鎮静薬）、静脈麻酔薬などを静脈内投与し、鎮静効果を得る方法．

3）全身麻酔用器具の取扱い

←全身麻酔用器具の取扱い

バイタルサインを測定する器具として心電計、動脈血酸素飽和度測定装置（パルスオキシメーター）、体温計（食道内、直腸内）、輸血量（静脈内点滴注射）・尿量（持続導尿）・呼気CO_2モニター、血圧計（聴診法による間接動脈圧と中心静脈圧）、動脈内カテーテル（直接動脈圧、動脈血ガス分析）など各種のモニターを使用し、監視・測定しながら全身管理を行う．

麻酔を行う器具として、吸入麻酔ではマスク、気管内挿管ではパーシャルストラップチューブを使用する．

吸入口として、マスク及び気管内挿管用チューブを用いる．

マスク及び気管内挿管用チューブ、接続させるYアダプター、呼気用蛇管、呼気弁、バッグ、排気弁、CO_2吸収装置、吸気弁、吸気用蛇管の順に接続し、回路を作る．

これに酸素ボンベ、笑気ボンベが気化器を通り、接続される．

4）精神鎮静法に用いる薬剤及びボンベの取扱い

←精神鎮静法に用いる薬剤及びボンベの取扱い

(1) 薬剤
① 吸入鎮静法　　：15～30%笑気と70～85%酸素を吸入させる．
　　　　　　　　　笑気：酸素＝30：70
② 静脈内鎮静法　：ジアゼパム（セルシン®、ホリゾン®）、フルニトラゼパム（ロヒプノール®、サイレース®）

(2) ボンベの取扱い

ガス麻酔薬、酸素の供給源として、ボンベに高圧貯蔵されたガスを用いる．ボンベの色は、酸素は黒、笑気（亜酸化窒素）は灰色と青に塗り分けられている．

ボンベの肩にはO_2、N_2Oなどの化学記号、ボンベ番号、容量、重量、試験圧、充満圧、試験月日などが刻印されている．酸素は圧力計で残量を知ることができるが、笑気は液体で充填されているため、残量を知るためには重量を量らなければならない．

火気厳禁であるため、取扱いには注意が必要である．

(3) 笑気吸入鎮静法の準備（吸入器具）

←笑気吸入鎮静法の準備

吸入口として、マスク及び気管内挿管用チューブを用いる．

マスク及び気管内挿管用チューブ、接続させるYアダプター、呼気用蛇管、呼気弁、バッグ、排気弁、CO_2吸収装置、吸気弁、吸気用蛇管の順に接続し、回路を作る．

これに酸素ボンベ、笑気ボンベが気化器を通り接続される．

(4) 静脈内鎮静法の準備

←静脈内鎮静法の準備

注射針、注射筒、抗不安薬（鎮静薬）、静脈麻酔薬．

5. 歯科衛生士の役割

　全身麻酔及び鎮静用器具の準備、破損の点検などを行う．

　全身麻酔の術後管理として、患者の不安を軽減するためのケアに心がける．

　鎮静法の術後管理として、自立歩行が可能でふらつかない、外来刺激に対する反射が十分にあり判断が的確にできる、などの帰宅許可条件をチェックするとともに、不安のケアにも心がける必要がある．

ポイントチェック
1. 口腔外科治療は観血的処置のため、器具の取扱いには十分注意する．
2. 患者にとって観血的処置は精神的にもダメージが大きいので、術前術後とも十分な患者指導を行う．
3. 口腔外科治療の補助をスムーズにするため、器具の取扱いを熟知する．

（相羽　寿史）

9. 小児歯科治療時の診療補助

1. 小児歯科における患者、治療目的及び処置内容

　小児歯科治療を必要とする患者は、年齢的には1歳から学童期にまで及び、身体的にも精神的にも急速な成長発育期にあたる．

　患者の歯列は、年齢に応じ無歯期、乳歯列期、混合歯列期、永久歯列期とそれぞれに異なる段階にあり、齲蝕を始めとする疾患も様々な形で現れる．

　これらの疾患の予防あるいは早期発見に努め、適切な早期処置を施して固有の永久歯列にまで誘導することが、小児歯科治療の目的とするところである．

　小児歯科で扱う疾患は種々あるが、数としては、齲蝕とそれから派生したものが多い．したがって、処置としては修復や歯髄歯内療法処置といった保存処置、外科処置、補綴処置など成人に対するものと共通したものが多い．また、咬合誘導処置や予防処置など、小児歯科に特徴的あるいは効果的な処置も重要な位置を占めている．

　治療に際し、特に低年齢の小児に対しては、患者、保護者との上手なコミュニケーションの達成に努め、治療への協力を得て、術者がスムーズに施術できるよう強力にサポートすることが、歯科衛生士に与えられた重要な仕事である．

2. 小児患者への対応における考慮点

　治療の成否は、まずは小児及び保護者と術者、補助・介助者との信頼関係の良否にかかっているといえる．子どもであるとはいえ、患者としての人権を尊重した思いやりのある態度で臨むことが肝要である．また年齢に応じた言葉使いや行動、母親への依存度などを把握し、それらをふまえて対応することが大切である．相手の納得と協力が得られたとしても、患者は小児であり、大人とは異なった点で、次のように配慮する必要がある．

←小児歯科治療時の診療補助

メモ
① 患者の範囲は1歳から学童期まで．
② 早期発見、早期処置を心がける．
③ 保存、外科、補綴と成人に共通するが、咬合誘導処置、予防処置も重要である．
④ 患者・保護者の治療への協力が必要である．

メモ
《咬合誘導装置の種類》
① クラウンループ：
　　片側1歯の保隙
② ディスタルシュー：
　　第一大臼歯未萌出、第二乳臼歯早期喪失
③ 床型（可撤）保隙装置：
　　多数歯欠損
④ リンガルアーチ：
　　第一大臼歯萌出歯列弓で両側乳臼歯欠損例
⑤ Nanceのホールディングアーチ：
　　上顎第一大臼歯の近心移動防止

←患者への対応
←小児患者への対応

① 対話と行動を通じ、不安や緊張感を少しでも和らげる雰囲気を作る．
② 治療は計画的に、かつ迅速に進め、30分程度を限度として行う．治療時間帯は午前中が良いとされている．
③ 3歳以上の健常児では、治療室内では患児を母親から離す（母子分離）．保護者が付き添うと甘えによる行動を起こしやすいためである．
④ 無痛的治療に努める．特に小児に対しては、痛くない処置が治療を成功させるカギであり、局所麻酔に際しても針刺入時の痛みを軽減するよう補助にも工夫する．
⑤ ラバーダム防湿下での処置を行う．これにより安全で、計画的、迅速な治療が行える．

> メモ
> 《小児患者への対応》
> ① 診療時間は午前中で30分以内を基準とする
> ② 付添者は診療室に入れない（母子分離）
> ③ 使用器具はなるべく見せない
> ④ 条件づけや暗示は有効
> ⑤ TDS法は3歳以上のコミュニケーションのとれる小児に有効
> ⑥ HOM法は4歳前後の小児に応用できる

3、4歳以上で、物事の理解はできるが、それだけに治療に対する不安感が強かったり、また恐怖感から泣き騒ぐ患児に対しては次のような対処法を行う．

- TSD法（tell show do method）：
  治療のための器材や操作法につき、分かりやすい言葉でよく説明（tell）し、実際に見せ（show）、動作をしてみる（do）ことにより不安感を除く．

- HOM法（hand over mouth method）：
  4歳前後の健常児で、協力度が少なく、泣き騒ぐ患児に対しては、その口を手掌で覆ってこれを制し、注意をこちらに集中させて説得し、約束を守らせる．

3. 強制的な取扱いが必要な場合の対処法

患児の協調性が少なく、かつ緊急処置が必要な時、治療の度ごとに暴れるなどの幼児、あるいは不随意運動がある時など、安全に処置を実施するために次のような強制的な手法を行うこともある．ただし乱用すると逆効果となることもあるので十分に注意する．

←開口保持の補助

> メモ
> 3歳未満児や心身障害児で非協力的あるいは不随意運動がある場合に、人手や抑制具（レストレーナーなど）を用いて治療する．

①開口法　　　：ゴム、プラスチックあるいは金属製の開口器が使われる．
　②身体抑制法：拘束衣（レストレーナー）が一般的に使われるが、多くの場合、開口法と併用される．布やタオルを使用することもある．
　③その他にも、患児の精神的あるいは肉体的状態によっては、
　　・鎮痛、催眠、精神鎮静のための前投薬法
　　・笑気吸入鎮静法
　　・全身麻酔法
　　が行われる．

> メモ
> 非協力的な小児に対してはもちろん、治療に協力的な小児の場合でも開口器の必要性は大きい．なぜなら、治療中に口を閉じて眠ってしまい、開口を維持させておくことが困難な場合もあるためである．

4．心身障害児への対応

←心身障害児への対応

　障害には種々のものがあり、またその症状は多様である．したがって、個々の障害に応じた対応ができるように状態を把握し、不安や緊張を和らげる必要がある．健常児に対する場合以上に、次の点に配慮することが重要である．
　①母子同伴を原則とし、保護者との信頼関係をより緊密にする．
　②TSD法は有効なこともあるが、HOM法は逆効果となる．
　③不意の動作、行動に注意し、とがった器具による事故を避けるため、器具の取扱い方に気を付ける．
　など．

5．器具・器材の準備

1）検査用器具

←検査用器具の準備

　基本セット（ミラー、探針、ピンセット、エキスカベーター）、フロス、記録チャートなど．

2）予防用器材・手順

使用材料により器材・手順が若干異なる．

① 充填：歯面清掃用具、ラバーダム一式、歯面処理剤（酸処理剤）、充填材料、充填器、咬合紙、調整・研磨用バー

《注意事項》
- 研磨剤は使わない．
- 適応部位はブラックの分類のⅠ級と同じである（臼歯部小窩裂溝部と前歯部舌側小窩裂溝部）．
- 手順も上記とほぼ同じ順であるが、水洗・乾燥の項目は省いた（材料により多少異なるため）．

② 塗布：歯面清掃用具、ラバーダム一式、塗布薬剤（綿球法、トレー法、イオン導入法があるが、どれも塗布時間は3～4分必要）

←予防用器材の準備

メモ
小窩裂溝填塞法・フッ素塗布に関しては毎年必ず出題されている．特にフッ素に関しては衛生・小児・歯周など各科にわたっているので必ず押さえておくこと

3）治療用器材の準備

小児歯科の治療というのは保存・補綴・外科・矯正の治療が加わるのでそれを一つ一つ列挙することはできない．比較的よく出題されるのは、乳歯冠・保隙装置・小窩裂溝填塞・生活歯髄切断法に使う器材である．

←治療用器材の準備

6. 開口器の使用適応例

① 強制的治療を必要とする場合．
② 術中に就眠する場合．
③ 不随意な動きを伴う場合．
④ 治療が長時間にわたる場合．
⑤ その他、治療に際し不都合を伴う場合．

7. 歯科衛生士の心がまえ・役割

←歯科衛生士の役割

小児歯科診療の補助にあたっては、特有の心がまえや行動が必要である．

① 短い時間内で円滑に治療が終わるように、周到な準備をしておく．
② 治療中、方針が変わった場合などにも臨機応変に対処する．
③ 患児に親しく接し、言葉かけや手を握るなどのスキンシップに努め、不安や緊張を和らげる．
④ 小児歯科には特有の治療法と器材がある．特に器材についてはその用途、操作法を理解し、取扱いに習熟しておくことが大切である．

> **メモ**
> 《乳歯列期の歯口清掃》
> ① 低年齢児から習慣づける．
> ② 刷掃指導には染出液を使用する．
> ③ スクラッビング法が適し、歯磨圧は約400gが適当．
> ④ 乳臼歯隣接面間にはフロッシングが有効．
> ⑤ 下顎乳臼歯舌側面と上顎第二乳臼歯頰側面は最も刷掃しにくい．

ポイントチェック

1. 小児患者の分類とその注意点．
2. 小児の各年齢においての取扱い．
3. 小児歯科の特有の治療法と器材の理解．

（橋本里江・高録伸郎）

10. 矯正歯科治療時の診療補助

1. 矯正歯科用小器具と主材料

1）鉗子類

　代表的な鉗子名と形、その使用目的と特徴、治療用材料及び器具の取扱いについて特に覚える．鉗子の取扱いについては共通した点が多い．管理にあたっては、付着している汚れを洗浄除去し、消毒後に収納する．年に2回ほどの防錆を行う．

① 帯環作製用鉗子：ムシャーン、ダブルビーク、カンタリング、デラローサ、プレーン、レーン

② 撤去用鉗子　　：帯環撤去用鉗子、帯環切断用鉗子、ダイレクトボンディング・アタッチメント撤去鉗子

③ 線屈曲用鉗子　：ヤング、ピーソー、ツイードループ、バードビーク（別名アングル）、ジャラバック、ツイードアーチベンディング、ナンスクロージングループ

・ワイヤーの種類、太さにあわせた鉗子を選択する．

・角型ワイヤーは、ツイードアーチベンディング鉗子、ナンスクロージングループ鉗子を使用する．

・太いワイヤーを先端の細い鉗子で屈曲すると鉗子が破損するおそれがあるので注意する．

④ 結紮用鉗子　　：ホウ、ユーティリティー、リガチャータイイング

⑤ 線切断用鉗子　：ニッパー、エンドカッター、ピンカッター

・ピンカッターは、口腔内においてロックピン、リガチャーワイヤーなどの細いワイヤーや、真鍮などの柔らかい金属に用いる．太いワイヤーの切断には向かない．

←矯正歯科治療時の診療補助
←器具・材料
←治療用器具の種類、用途と取扱い
←治療用材料の種類、用途と取扱い

メモ
まず道具の名前とその用途について知らなければならない．82〜88ページに記載された矯正治療に用いる器具・材料の種類と用途について広く浅くまとめておくとよい．

メモ
帯環作製用鉗子、撤去用鉗子、線屈曲用鉗子（ラウンドワイヤーとスクエアワイヤーに用いる鉗子を区別して覚えること）、結紮用鉗子、線切断用鉗子の名前をしっかり覚えること．

> **メ モ**
>
> 《鉗子名とその使用目的の覚え方の一例》
>
> 「武者はダブル・カウント制でプレイする」（剣道をイメージ）
>   ムシャーン、ダブルビーク、カンタリング、帯環作製用、デラローサ、プレーン、レーン
>
> 「ヤッピー、アループスのバーじゃ．曲がったアーチは視覚にナイス」
>   ヤング、ピーソー、ツイードループ、バードビーク、ジャラバック、線屈曲、ツイードアーチベンディング、角線、ナンスクロージングループ
>
> 「ほう！傑作だ．ユーティリティーワックスで作ったリカチャンは」
>   ホウ、結紮用、ユーティリティー、リガチャータイイング

2）その他の小器具

① バンドプッシャー：帯環の辺縁を圧接・適合する．圧接時にセメントがついた場合は、20%重炭酸ソーダ溶液に2時間程浸してから除去する．

② 切下げ：ろう着後の酸化膜・フラックスの除去に用いる．

③ アーチフォーマー：断面が角型のワイヤーを正確に曲げるために用いる．

④ 構成咬合器：機能的矯正装置（FKO）の作製時に使用する咬合器．

⑤ ポジショニングゲージ：歯の切縁からブラケットの接着位置を測定し、位置決めに用いる．

⑥ テンションゲージ：エラステック・ゴムやコイルスプリングの張り具合（テンション）を測定する器具

⑦ その他、矯正用ピンセット、金冠ばさみ、セメント練板、セメントスパチュラ、彫刻刀、バー、ポイント類、ノギスなどがある．

> **メ モ**
>
> バンドプッシャー、切下げ、アーチフォーマー、構成咬合機、ポジショニングゲージ、テンションゲージなどの使用目的・特徴を覚えること．

3）線材料

←ワイヤーの種類、用途と取扱い

（1）ワイヤーの種類

① 形状による分類（断面形状とワイヤー形状）

- 断面形状　　：丸型（ラウンド）、角形（正方形；スクエア、長方形；レクタンギュラー）、編み込み型（ブレイディトワイヤー）が主なところである．太さによってもその用途は異なる．

- ワイヤー形状：歯列弓の形に合わせたもの（プリフォームワイヤー）と直線型．

> **メ モ**
>
> 線材料・ブラケットの項目は太字の箇所を押さえよう．

② 組成による分類（ステンレススチール（18－8鋼線）、コバルトクロム合金、ニッケルチタン合金）
　・ステンレススチール　　：最も一般的に使用されている．単価が安く良い性能を持っている．ラウンド型においては、太さ0.014～0.022インチ（以下単位省略）はアーチワイヤーに、0.028～0.036はクラスプ線や誘導線に、0.045や0.051の太い線はフェイスボーに用いられる．角形は0.016×0.016、0.016×0.022、0.017×0.022、0.017×0.025、0.018×0.025、0.021×0.025のサイズに分かれ、主にエッジワイズ法のアーチワイヤーとして使い、その用途・太さは付加したいトルクによって使い分ける．
　・コバルトクロム合金線：屈曲時に加工性に優れ、熱処理をすることにより硬化する．装着時には弾性と安定性に優れる性質を両立する．
　・ニッケルチタン合金　：長弾性と形状記憶の2つの特徴を兼ね備える．したがって広い作業域を有し、永久変形を起こしにくく緩やかな矯正力を加えることができる．その反面、賦形することが困難でろう着できないという欠点もある．そのためプリフォームに整えられている．サイズについてはステンレススチールに準ずる．
　・その他：モリブデン鋼線、銅ニッケルチタン合金線などがある．
(2) その他の線材料
　・結紮線（リガチャーワイヤー）：焼いたステンレススチール線で、ブラケットとワイヤーを固定・密着させるために用いる．
　・コイルスプリング：オープンコイルとクローズドコイルの2種類がある．

4）その他の材料

　床用レジン（加熱重合型、即時重合型）、アクリル系の熱可塑性プレート、接着性レジン、ゴムリング、エラスティックチェーン、モジュール、エラスティックレッド、歯冠分離用エラスティック、ポジショナー材料、消毒薬品類などがある．

2. ダイレクトボンディング施術時の注意点

1）ブラケットの種類、用途

　材質・用法によって分けられる．

(1) 材質

　メタルブラケット、セラミックブラケット、プラスチックブラケット、マグネットブラケットなどがある．最も頻繁に使われるのはメタルブラケットである．審美生に優れたセラミック、プラスチックは比較的新しく欠点（摩擦抵抗、破損、高価など）もあるため、メタルブラケットを使用する頻度がまだ高いが、将来的にはとって代わると思われる．

　材料形態において、接着様式により**ダイレクトボンディング用**（歯質接着タイプ）と**ウエルド用**（バンドろう着用）に分かれる．

(2) 用法

　スタンダードエッジワイズブラケット、特殊なエッジワイズブラケット、ライトワイヤーブラケット（ベッグ法）などがある．その内容については、卒業後の勉強となると思われる．

←ブラケットの種類、用途

メモ
ブラケットの種類・装着及び撤去の手順は毎回出題されているのでしっかり押さえておくこと．

2）接着材の種類

　MMA系とBisGMA系の即時重合型レジン

←接着材の種類

3）ブラケット装着手順

　歯面清掃→エッチング→水洗→乾燥→防湿→接着材（ボンディング）→ブラケット・アタッチメント類の接着→過剰接着材の除去・修正研磨→フッ化物歯面塗布

　※エッチングには30〜50％のリン酸やクエン酸が用いられる．

←ブラケットの取扱い

4）ブラケット撤去手順

鉗子によりブラケット・アタッチメント除去→余剰レジンの除去→研磨

※撤去時は、超音波スケーラーを使用してもよい．

3. 帯環の種類と取扱い（合着時・撤去時の注意事項など）

←帯環の種類と取扱い

1）帯環の種類

帯環には、既製バンド（シームレスバンド）とバンドマテリアル（ハンドメイド用）がある．今日ではほとんどが既製バンドである．

2）合着時

←装置の接着

① 歯面の清掃・乾燥・防湿を行う．

② リン酸セメント、カルボキシレートセメント、抗齲蝕の性質を持つグラスアイオノマーセメントを使用．帯環はいずれ除去するので、必要以上に強い合着・接着力のあるセメントを使用する必要がない．

←接着材の種類、用途と取扱い

③ 帯環内面の汚れ（水分・プラーク・血液）がなく乾燥していること（汚れがついているとセメントの合着力が極端に低下する）．

④ 使用するセメントの量は帯環内面が薄く覆われていればよい（量が多いとバッカルチューブやブラケットに付きやすくなるため）．

⑤ 余剰のセメントは硬化後にハンドスケーラーなどで除去する．この時、超音波スケーラーは、セメントの合着力（接着力）を弱めるので用いない．

> **メ モ**
> 手順、注意点をまとめること．特に帯環合着時のセメントの除去と帯冠除去時の超音波スケーラーの使用法に注意（合着時は使用不可）．

3）除去時

←装置の撤去

① 結紮線の切断・主線の除去→帯環撤去→歯面清掃

←撤去の補助

② 撤去時は、帯環撤去鉗子を用いるが、困難な時はバーを用いて切り取る場合もある．

←撤去に必要な器具の種類、用途と取扱い

③ 鉗子を操作する方向は上顎大臼歯では舌側から咬合面に向かって、また下顎大臼歯では頬側から咬合面に向かって撤去する．

④ 歯の形態や歯の植立方向に逆らうと、患者に苦痛（歯の破折など）を与える．

⑤ 撤去時は、超音波スケーラーを使用してもよい．

4. 器械類

1）電気溶接器（スポットウェルダー）

←電気溶接器の準備と取扱い

・帯環、ブラケット類への流ろうに先立ち、仮接着するために使用．
・電極の確認、手入れをよく行いスパークが確実に飛ぶようにする．

《使用上の注意》

① 溶接しようとする金属の表面上に水分がないようにする．

② 溶接しようとする金属をしっかり保持する．

③ 一度仮止めをし、正しい位置かどうか確認した後に4～5箇所溶接する（溶接箇所の間隔が少ないと電流がリークするため、溶接点の間はできるだけ広くとる）．

2）電解研磨器

強酸と電流を用い、金属表面を溶解・研磨する器具．注意点としては、器具の手入れ清掃を怠ると錆ができやすいことが挙げられる．液を処理する時は重炭酸ソーダで中和し、その後捨てる．

> メモ
> 使用法と使用上の注意点はしっかり覚えること．

5. 矯正装置

1）適応症

① 主に個々の歯の位置異常に用いる装置：

舌側弧線装置、双線皮線装置、全帯環装置（マルチブラケット）、床矯正装置、ヘッドギヤー（ただし上顎大臼歯の遠心移動時に関して）

② 主に顎の成長を促したり、成長を抑制する目的で使用する装置：

顎間固定装置、上顎顎外固定（ヘッドギヤー）、オトガイ帽装置（チンキャップ）、上顎前方牽引装置、急速拡大装置、アクチバトール（FKO）

> メモ
> 各矯正装置の形と装置名を中心に覚え、使用法・適応症を理解すると早く正確に覚えられる．

③ 筋力を利用する矯正装置：

　　咬合挙上板、咬合斜面板、リップバンパー、アクチバトール（FKO）

2）可撤式装置と固定式装置

① 可撤式装置（患者自身が自由に着脱する装置）：

　　咬合斜面板、アクチバトール（FKO）、切歯斜面板、拡大床、オトガイ帽（チンキャップ）、床矯正装置

② 固定式装置（患者自身では着脱できない装置）：

　　舌側弧線装置、唇側弧線装置、双線弧線装置、全帯環装置（マルチブラケット）、ダイレクトボンディング装置

> **メ モ**
> 出題頻度が高いと考えられるものからまとめていこう．①〜④は毎年のように出題されている．
> ① 鉗子の名前と使用目的
> ② ブラケットの合着、撤去の手順と注意点
> ③ 帯冠の合着、撤去の手順と注意点
> ④ 器械類（スポットウェルダー；電気溶接器、電解研磨器）
> ⑤ その他の器具、材料
> ⑥ インフォームドコンセント、ムンテラ、患者教育を含む衛生士の役割
> ⑦ 写真撮影
> ⑧ 固定装置

6. 写真撮影

診査あるいは診断、患者の予後観察の一助として、顔面写真撮影、規格写真撮影を行う．

←規格写真撮影

1）顔面及び口腔内写真撮影法

顔面写真は、反射しない背景を用い、眼耳平面（FH平面）を水平になるように指導し、表情をとらせ目も開けさせた状態で、正面・側貌・斜面（45°）から撮影する．正面像はスマイル像もあると望ましい．

←口腔内写真撮影

←顔面写真撮影

口腔内写真は基本的には5枚法を用いる．咬合時の正面及び左右側方、上下顎歯列弓の5枚である．この時、咬合時の正面方向以外はミラーを使うのが普通である．

《準備する器材》

メディカル用カメラ一式、口角鈎、口腔内撮影用ミラー、デンタルミラー×2、エアーシリンジなど．

←顔面写真撮影の準備

←顔面規格写真撮影の準備

2）頭部エックス線規格写真

エックス線管球と被写体の距離150cm、被写体とフイルムの距離15cmに規格されたエックス線撮影法．撮影の方向は通常、側面位及び正面位が用いられ、時には斜位（通常45°）が用いられる．下顎の位

置は中心位・下顎安静位・最大開口位などである．トレースにはトレーシングボード・テンプレート・分度器・三角定規などを用いるが、最近、トレース以後の計測・診断はコンピューター解析を行うことが増えてきている．

← 頭部エックス線規格写真のトレース

7. 診療記録

矯正科のみならず、公文書であるカルテの記載は誰でもできるが、その内容の確認・捺印はドクターが必ず行うことが条件である．ただし資料（非公文書）としての診療記録は誰でも記載・捺印できる．その内容は主訴、現症、既往歴、家族歴、栄養状態、身長、体重、姿勢、全身状態、局所所見、習慣習癖、口腔清掃状態、顔貌所見、口腔内所見などである．

← 診療記録

8. 歯科衛生士の役割

患者説明、口腔衛生指導が主なところである．
① 患者説明　　：インフォームドコンセント、ムンテラ、患者教育（家族を含む）、矯正治療におけるリスク（白斑、歯肉炎、根吸収、疼痛、治療期間の変動、治療後の変化、金銭）．
② 口腔衛生指導：患者教育にも含まれるが、プラークコントロールの重要性の徹底指導が非常に大切な役割である．

← 歯科衛生士の役割

← 歯口清掃
← 患者説明

メモ
線材料、診療記録、顔面写真撮影、顔面規格写真撮影、頭部エックス線規格写真及びトレース、衛生士の役割については、現時点では出題頻度が低い．

ポイントチェック
1. 鉗子及び小器具の名前と使用目的．
2. ブラケットの合着、撤去の手順と注意点．
3. 帯環の合着、撤去の手順と注意点．
4. 器械類（スポットウェルダー：電気溶接器、電解研磨器）について．
5. 矯正装置について．

（高録　伸郎）

11. エックス線写真撮影補助

1. 器具・材料

1）歯科用エックス線フイルムの種類と取扱い

（1）フイルムの種類

① スクリーンタイプ ：フイルムを2枚の増感紙で包んであり、エックス線による増感紙からの蛍光発生によりフイルムを高感度に黒化させる．一般医科撮影用、口外撮影用などに使用する．

② ノンスクリーンタイプ：増感紙を使用していないので、照射線量はスクリーンタイプに比べ数十倍が必要であるが、解像度は高い．口内撮影用に使用する．

（2）フイルムの取扱い

　有効期限内のものを使用する．低温、低湿、遮光された鉛箱に保管する．

2）増感紙、カセッテ、フイルムマーカーの取扱い

① 増感紙　：ポリエステル、厚紙などにタングステン酸カルシウムを塗布したもの．口外法用フイルムは感光率が低いため、診断に適したコントラストを得るために使用する．

② カセッテ：中に入れてある増感紙とフイルムを密着させ、自然光が入らないようにする箱状の容器．

③ フイルムマーカー：患者氏名、撮影月日、その他の記録をフイルム上に固定させる札．フイルムの隅に凸または数字が現われるものがある．フイルムの多くは横長に置いた時に右下か左上に、縦長に置いた時には右上か左下にマークを位置させて観察する．

2. 口内法撮影補助

1) 二等分法と平行法

① 二等分法（等長法）：

　　口内法でフイルム面と歯軸のなす角の二等分線に垂直に主線を入射する方法．歯と同じ長さの像が得られるが、歯の形態は少し異なる．

② 平行法（ロングコーンテクニック）：

　　可能なかぎり実物に近づけたエックス線像を得るための方法．歯の長軸方向とフイルム面を平行にしてこの両者に垂直に主線を入射する．

2) 中心垂直投影と斜投影

① 中心垂直投影：水平面でエックス線の入射方向が歯の近遠心軸に対して直角となるような投影（隣接する歯冠部の重複がない）．

② 斜投影　　　：エックス線の入射方向が、歯に対して近心あるいは遠心により投影（隣接する歯冠部が重なり、隣接面の状態が見にくい）．

3) 頭部の固定

《固定の基準面》

　　正中矢状面と咬合平面

　　　→上顎撮影：上顎咬合平面と床面が平行
　　　→下顎撮影：下顎咬合平面と床面が平行

4) フイルムの位置・固定

　フイルムの感光面をエックス線の入射方向に向け、患者の口腔内に挿入する．撮影部位がフイルム内に収まるように位置を調整し、患者自身の親指または人差し指でフイルムが動かないように押さえてもらう．

←口内法撮影補助

←二等分法と平行法

メモ

《エックス線写真撮影方法の種類》
(1) 口内法
　① 二等分法
　② 平行法
　③ 咬翼法
　④ 咬合法
(2) 口外法
　① 上顎骨撮影
　② 下顎骨撮影
　③ 顎関節撮影など
(3) 特殊撮影法
　① パノラマエックス線撮影法
　② セファロエックス線撮影法

←中心垂直投影と斜投影

←頭部の固定

←フイルムの位置・固定

フイルムの位置と固定をコーンインジケーターなどを用いて行うと、簡便に設定できる．

5）投影の前準備

（1）デンタルエックス線装置

電源を入れ、パイロットランプの点灯、電圧状態など計器の読み、アース接地などの確認を行う．

（2）フイルム

目的によってフイルムを分けて準備しておく．

フイルムマークの位置確認（マークは歯冠側がよい）．

（3）フイルムホルダー

（4）プロテクター

（5）薬剤（表面麻酔剤）、その他

3. 口外法撮影補助

1）器材の準備

カセッテ、増感紙、グリッド（被写体内部から発生する散乱線を除去するもの）、フイルムマーカーなど．

2）投影の前準備

（1）デンタルエックス線装置

電源を入れ、パイロットランプの点灯、電圧状態など計器の読み、アース接地などの確認を行う．

（2）フイルム

目的によってフイルムを分けて準備しておく．

フイルムマークの位置確認（マークは歯冠側がよい）．

（3）フイルムホルダー

（4）プロテクター

3）撮影時の補助

　　フイルムのカセットへの装填、フイルムマーカーの貼り付け、フイルムの取り出しなど.

4.　フイルムの現像、管理

1）暗室及び用具
　　① 暗室の条件：完全遮光され通気、換気が良く湿気のないスペース
　　② 暗室の設備：作業台、照明器具（赤、橙の安全光、白色光）、給排水設備
　　③ 暗室用具　：フイルムハンガー、温度計、計量カップ、撹拌棒、保存ビンなど

2）暗室作業
　　・処理液はメーカー指示に従って準備し、液温は20℃に保っておく.
　　・現像液と定着液は区別し、調整後1日以上たってから用いる.
　　・現像液は遮光ビンを用いて保存する.
　　・処理液は使用しなくても、2～3週間で捨てるようにする.

3）自動現像
　　専用器械による.

4）インスタント現像
　　① 一浴法（1液処理で、もむ操作が不要）←暫間固定装置の取扱い
　　② 二浴法（2液による処理）

5）フイルムの整理と保管
　　・フイルム乾燥後にフイルムマウントに整理、保管する.
　　・フイルム保存期間は5年間である.

5. 放射線防護

1）防護用具の取扱い

（1）術者ならびに補助・介助者の防護

① 被曝量の測定（個人；フイルムバッジ　診療室；線量計）.

② エックス線防護衣の着用.

③ 撮影はエックス線撮影室で行い、スイッチは室外で操作する.

（2）患者の防護

① 撮影に失敗しないよう、技術の向上に努める.

② エックス線防護衣を着用させる.

③ 性能の良い装置とフイルムを使用する.

④ 安全な撮影システムを総合的に考えて行う.

（3）エックス線取扱施室の周囲に勤務または居住する人への防護

・当管理地区への立ち入りを禁止.

2）放射線管理

（1）エックス線装置の規格

・散乱エックス線の発生を減ずる.

・適正なフィルターにより、有害波長のエックス線の除去を行う.

・装置周囲へのエックス線の漏洩が、規定以上にならないこと.

（2）エックス線室と管理区域

① エックス線室：外側における週あたり H_1cm 線量当量が、1mSv（ミリシーベルト：100m rem）以下になるように、天井や床、壁などが鉛板や鉛ガラスで防護された部屋でなければならない.

② 管理区域　　：週あたり H_1cm 線量当量が、300μSv を越えて被曝するおそれのある場所. 注意を促す標識を出入口に付け、放射線診療従事者以外の人を常時立ち入らせてはならない.

メモ

《放射線業務従事者の線量当量限度》

① 実効線量当量限度：
　50mSv/年
② 緊急作業時の実効線量当量限度：
　100mSv
③ 眼の水晶体（H_3mm）の組織線量当量：
　150mSv/年
④ その他の組織（H_1cm、皮膚は $H70μm$）の線量当量限度：
　500mSv/年
⑤ 妊娠可能な女子の腹部（H_1m）の組織線量当量限度：
　13mSv/3月
⑥ 妊娠中の女子の腹部（H_1cm）の組織線量当量限度：
　10mSv

（西連寺永康他編：標準歯科放射線学. 医学書院, 東京, 1992より一部引用.）

3）被曝量の測定

① 遮蔽

② 距離

※エックス線の強さは、線源（焦点）からの2乗に逆比例する．つまり、焦点からある地点まで離れたところの線量を1とすると、その距離が2倍になると線量は1/4になり、4倍では1/16となる．

③ 時間

※エックス線の強さは、照射時間、管電流、そして管電圧の2乗に比例する．

6. 歯科衛生士の役割

① 患者に対する防護を行う．

② なぜエックス線撮影をするのかのインフォームドコンセントを行う．

←被曝量の測定

←歯科衛生士の役割

ポイントチェック

1. エックス線の性質及び放射線防護の3原則の理解．
2. 基本的な各種撮影法の理解．
3. フイルム現像、管理の理解．

（藤井　誠一）

12. 臨床検査法

←臨床検査法

　口腔疾患には様々なものがあるが、それが特に重度で複雑なものと推測される際には、問診や局所の診察に加え、生体の基本的機能の検査（生体検査あるいは生理検査という）や生体からの排出物や生体内から特別に採取した物質（検体）について詳細な検査を行う（検体検査という）のが通常である．得られた資料は診断と治療計画のために役立たせられるのであるが、これらはまとめて臨床検査とよばれている．そのうち生理検査は一般に、各診療機関内で行われるが、一方、検体検査については診療機関で検体が採取され、その検査は専門の検査機関で行われるのが通常である．

> メ　モ
> 《検査法の種類》
> (1) 生理検査（生体検査）
> 　① 体温の測定
> 　② 脈拍の測定
> 　③ 血圧の測定
> (2) 主要臨床検査法
> 　　（検体検査）
> 　① 尿検査
> 　② 血液検査

1. 主な生理検査（生体検査）

←生理検査

1）体温の測定

←体温の測定

　測定部位及び測定方法は以下のとおりである．
　① 腋窩：体温計を腋窩に前下方より挿入し、10分以上測定する．
　② 口腔：体温計を舌下に挿入し、口腔を閉じる．
　この他に直腸で測定する場合もある．
　・正常値：腋窩温で 36.89 ± 0.342℃である．

2）脈拍の測定

←脈拍の測定

　測定部位：橈骨動脈、総頸動脈、上腕動脈．
　測定器具：手指を動脈部の皮膚にあてて測定する．プルスメーターを使用することもある．
　・正常値：65〜80回/分
　・徐脈：60回/分以下
　・頻脈：100回/分以上
　・不整脈：脈拍のリズム（交感神経は速くなり、副交感神経は遅くなることでコントロールされる）が乱れている状態

3）血圧の測定

測定部位：上腕動脈

測定器具：水銀式、アネロイド式、液晶式、自動式血圧計

測定方法：

① 体位は坐位、臥位、立位で行い、上腕の測定部位と心臓が同じ高さになるようにする．

② 上腕の肘関節より約2cm上にカフの下縁があり、巻き終わった時に指が1〜2指入る程度ゆるめにしめる．

・正常値：WHO基準では140（最高）/90mmHg（最低）以下
・高血圧：160（最高）以上あるいは95（最低）以上
・低血圧：100（最高）以下あるいは60（最低）以下

←血圧の測定

メモ
最高血圧とは、血管収縮時に測定する血圧のことであり、最低血圧とは、血管拡張時に測定する血圧のことである．最高血圧と最低血圧との差を脈圧という．血圧には、年齢・性別差があり、飲食、入浴、喫煙、肥満及び精神的因子による疾病などによっても変動が見られる．

2. 主要臨床検査法（検体検査）

←主要臨床検査法

1）尿検査

←尿検査

（1）尿の採取

←尿の採取

① 24時間尿：1日に排泄される全尿を採取したもの．
② 部分尿　：目的に応じて1日の一定の時刻に採取する尿で、自然尿とカテーテル尿とがある．

（2）尿の色

正常時で淡黄色あるいは淡黄褐色をしている．

（3）尿量

成人の1日平均排泄尿量は以下のとおりである．

・男性：1,500〜2,000ml
・女性：1,000〜1,500ml

（4）尿の色、臭い

・排泄直後は清澄か透明．
・濁りがあれば赤血球、白血球、上皮細胞、粘液、脂肪、細菌、薬物などが混入している．

（5）尿のpH

新鮮尿は弱酸性でpH6.0

（6）尿の比重

正常で1.005〜1.030

・測定法は、比重計による方法、ウスロベック法、屈折計を用いる方法などがある．

（7）尿中に含まれる物質 　　　　　　　　　　　　　　　←尿中に含まれる物質

糖、尿タンパク、ビリルビン、ウロビリノーゲン、尿ケトン体など．

（8）尿沈渣 　　　　　　　　　　　　　　　　　　　　　←尿沈渣

尿を遠心分離し、その沈殿成分を顕微鏡下で観察する形態検査であり、腎臓、尿路系の疾患に欠くことのできない検査である．通常、無染色標本を観察するが、最近は簡単な尿沈渣染色を行い、見やすくして観察する場合が多い．検査には新鮮尿を用いる．

（9）尿による腎機能検査 　　　　　　　　　　　　　　　←尿による腎機能検査

① フェノールスルホンフタレイン（PSP）検査：

PSPの色素を患者に静脈注射し、一定時間（120分）内に尿中に排泄された量から、腎血流量、近位尿細管の機能、尿路通過状態を知る．

② フィッシュバーグ濃縮試験：患者の水分摂取を制限し、一定時間後の尿がどの程度濃縮されているかを比重測定する．

③ クレアチニンクリアランス試験：糸球体濾過能を知るために行う．

2）血液検査　　　　　　　　　　　　　　　　　　　　　←血液検査

（1）血液の採取 　　　　　　　　　　　　　　　　　　　←血液の少量採取

少量を採取する時は、耳朶及び指頭から小型メスの穿刺により採取 　←耳朶
を行う．多量を採取する時は、上腕より静脈血を注射針により行う． 　←指頭

（2）血液を試料とする検査 　　　　　　　　　　　　　　←血液を試料とする検査

血液検査、血小板凝固線溶検査、臨床化学検査、内分泌機能検査、免疫血清検査、臨床細菌検査、ウイルス検査、染色体・遺伝子検査．

(3) 血液型検査（法）
　① ABO式血液型：オモテ検査（正規判定）とウラ検査（逆判定）
　　　　　　　　　が一致してABO式の血液型が確定する．
　　オモテ検査：被検血液に、抗A血清、抗B血清という2種の判定
　　　　　　　　用血清を使用して凝集の有無を判定する．
　　ウラ検査　：被検血液に、すでに血液型が分かっているA、B型
　　　　　　　　の血球に対する凝集の有無を判定する．
　・日本人の血液型は、A型40％、O型30％、B型20％、AB型10％と
　　いわれている．
　② Rh式血液型：アカゲザルの赤血球中の凝集源Rh因子の有無によ
　　　　　　　　る型．Rh（−）は日本人では約0.5％であるが、欧
　　　　　　　　米人では約15％といわれている．

(4) 不規則抗体
　ABO式とRh式の血液型が同じであっても、輸血や妊娠が重なったりすると、他の抗原物質に感染することがある．不規則抗体とは、これらの抗体の総称である．
　抗体の種類により、凝集力価には強弱がある．
　不規則抗体が存在すると、ABO式血液型ウラ試験などにおいて凝集を示す．
　輸血を伴う交叉試験前に行い、対応する抗原のない供血血液を選択する．

(5) 交叉適合試験
　輸血を行う際には、原則的に同型輸血を行うが、さらに交叉適合試験が行われる．この試験は、供血者の赤血球と輸血される側の血清及びその反対の組み合わせで適合避試験を行う．この試験により、血液型の誤判定と何らかの自己抗体による凝集反応の発生を予防できる．

3）貧血の検査
(1) 貧血の原因
　① 赤血球産生の低下
　② 赤血球破壊の亢進

③ 出血（失血）

④ ①～③が複合したもの

などがある．

(2) 貧血の分類 　　　　　　　　　　　　　　　　　　　　←貧血の分類

① 成因による分類

鉄欠乏性貧血、悪性貧血、再生不良性貧血、溶血性貧血、症候性貧血などに分けられる．

② 赤血球の大きさと血色素量からみた分類

小球性低色素性	McV < 84	McHc < 32	（鉄欠乏性貧血）
正球性正色素性	McV 84～93	McHc = 32	（溶血性貧血、再生不良性貧血）
大球性正色素性	McV > 94	McHc = 32	（悪性貧血、巨赤芽球性貧血、ただしまれに大球性高色素性を示す）

4）出血性素因の検査　　　　　　　　　　　　　　　　←出血性素因の検査

(1) 出血性素因　　　　　　　　　　　　　　　　　　　　←出血性素因

全身的に出血しやすい、あるいは容易に血が止まりにくい状態を出血性素因という．

(2) 出血性素因のスクリーニング検査　　　　　　　　　　←出血性素因のスクリーニング検査

① 出血時間：皮膚の毛細血管から出血させ、自然に止血するまでの時間．

・アイビー法：正常値 2～6 分

・ディーク法：正常値 1～3 分

② 凝固時間：採取した血液が自然に凝固するまでの時間．

・リーホワイト法：正常値 8～12 分

③ 毛細血管抵抗性試験：皮膚の上から圧を加えてできる皮下うっ血斑数により、毛細血管の抵抗性などを調べる．

・陽圧法（ルンベルレーデ試験）：正常値　うっ血斑 0～5 個

・陰圧法（加藤、上林法）：正常値　うっ血斑 0～10 個

④ その他

・血小板数：正常値 13万～36万/μl

- 部分トロンボプラスチン時間（PTT）：正常値 50 〜 70 秒
- プロトロンビン時間：正常値 11 〜 15 秒

5）唾液の検査
（1）唾液の採取法
① 安静唾液：水で2、3度うがい→脱イオン水でよくうがい→自然分泌する唾液を試験管に採取

② 刺激唾液：パラフィンまたは酒石酸を浸した濾紙を咬ませながら唾液を試験管に採取

- 1日平均分泌量：1 〜 1.5 l
- pH：5 〜 8
- 比重：1.004 〜 1.012
- 水分：99%

（2）齲蝕活動性試験
唾液を材料として患者の齲蝕罹患性の有無、強弱、あるいは進行度を科学的に診断しようとするものである．

① 唾液中の乳酸桿菌数の測定（Hadley test）

② 唾液の酸産生能を測定（Snyder test）

③ 唾液のカルシウム溶解性試験（Fosdick test）

④ 唾液の緩衝能試験（Dreizen test）

⑤ 唾液流出量テスト

6）感染症の検査
《細菌検査》

① 白血球数

② 血液像（白血球百分率比、好中球の核型移動）

③ 赤血球沈降速度

④ C-反応性タンパク（CRP）

⑤ 穿刺試験：腫瘍の存在の確認と膿（検体）の採取

⑥ 血液培養

⑦ 細菌固定試験：原因菌を明らかにする

⑧ 薬剤感受性試験：抗菌剤（抗生物質）の効果判定

⑨ 最小発育阻止濃度（MIC）の測定

⑩ 薬剤の体内濃度測定

7）肝機能検査 ←肝機能検査

（1）タンパクの代謝に関する検査

表5　タンパクの代謝に関する検査

検査項目	検査法	正常値
総タンパク（TP）	ビュレット法	6.5〜8.2 g/dl
アルブミン	BCG法	3.9〜5.1 g/dl
血清タンパク分画	電気泳動法	ALB　61.4〜72.7% α_1　1.8〜3.4% α_2　4.8〜9.0% β　5.9〜10.4% γ　11.1〜19.5%
血清膠質反応	ZTT（硫酸亜鉛混濁試験） TTT（チモール混濁試験）	4.0〜12.0 クンケル単位 5.0クンケル単位以下
血中アンモニア	グルタミン酸脱水素酵素（GLDH）	12〜66 μg/dl

（2）脂質代謝に関する検査

表6　脂質代謝に関する検査

検査項目	検査法	正常値
総コレステロール	酵素法	125〜220 mg/dl
総胆汁酸	3-ヒドロキシステロイドヒドロゲナーゼを用いた酵素法	10 μmol/l 以下

(3) ビリルビンの代謝に関する検査

表7 ビリルビンの代謝に関する検査

検査項目	検査法	正常値
総ビリルビン	ビリルビンオキシターゼを用いた酵素法	0.2〜1.2 mg/dl
直接ビリルビン		0.3 mg/dl 以下

(4) 色素排泄機能に関する検査

　ICO法　0〜10%

(5) 血清酵素の検査

表8 血清酵素の検査

検査項目	検査法	正常値
GOT（AST）	IFCC処法	7〜40 U/l
GPT（ALT）	IFCC処法	7〜40 U/l
LDH（LD）	SSCC処法	216〜450 U/l
ALP	GSCC処法	76〜206 U/l
LAP	L-ロイシル-3-カルボキシ-4-ヒドロキシアニリド基質法	35〜100 U/l
γ-GTP	L-γ-グルタミル-3-カルボキシ-4-ニトロアニリド基質法	0〜60 U/l
ChE	3、4-ジヒドロキシベンゾイルコリン基質法	180〜430 U/l
LCAT	ディパルミトイルレシチン基質法	

8）糖尿病の検査　　　　　　　　　　　　　　　　　　←糖尿病の検査

(1) 尿検査

　①尿糖　　：血糖値170mg/dl以上（正常値：空腹時70〜110mg/dl）になった場合や、腎臓の糖排泄閾値（160〜180mg/dl）が低下した場合に、尿中にブドウ糖が出現する．

②ケトン体：インスリンが不足している場合、糖質の代わりに脂肪をエネルギー源として利用する．この脂肪の代謝産物がケトン体である．ケトン体が増加しすぎると尿中にも排泄される．これにより、尿中にケトン体が多く排泄されるということは、インスリンの作用不足、つまり糖尿病が疑われる．ケトン体が多量に出現すると、尿はアセトン臭を発生する．

(2) グリコヘモグロビン A_{1c}

　グリコヘモグロビン A_{1c} を測定すると、過去1〜2ヶ月間の血糖値の平均が分かる．正常値は4.0〜6.0%である．

(3) フルクトサミン

　血液中のフルクトサミンを測定すると、高血糖の状態が分かる．フルクトサミンは過去1〜2週間の血糖値の平均を表すもので、血糖コントロールの指標となる．

　正常値は210〜290 μ mol/lである．

9) 口腔領域における病理検査

←病理検査
←口腔領域における病理検査

　口腔領域では歯などの硬組織病変が多く、病理検査では特徴的な部分もある．病理検査は脱灰作用が加わるので、診断には時間がかかる場合も多い．

　また、口腔粘膜の病理検査では、細胞診よりも生検を行うことが多い．

ポイントチェック
1. 各検査法について十分に理解しておくこと．
2. 生理検査（生体検査）と主要臨床検査法（検体検査）の違い及びそれぞれの検査内容について整理しておくこと．

(井下　稔也)

13. 救急蘇生法

1. 一次及び二次救命処置

1）救急処置

（1）一次救命処置

①気道（Airway）の確保、②人工呼吸（Breathing）、③胸骨圧迫による心マッサージ（Cardiac Massage）からなる．これを救急処置のABCといい、一般の人でも行える．

（2）二次救命処置

医師または訓練を受けた者が医師の指導下において一部の処置を行うもので、一次救命処置に続き様々な器具、薬剤などを用いて行う蘇生法．

先に述べたABCに薬剤（Drug）を加え、救急処置のABCDという．

2）気道の確保

① 体位は水平位で仰臥位とし、顔面を側方に向ける．

② 気道を閉塞する異物を手指、ピンセット、吸引器などで除去する．

③ 頭頸部、下顎は、頭部後屈法、オトガイ挙上法、下顎挙上法のいずれかの方法で、吸気、呼気を積極的に助ける位置にする．

3）人工呼吸

① 用手人口呼吸

② 呼気吹き込み法

③ 器械による方法

人工呼吸を行う場合、気道を十分に確保することが大切である．そして、患者の胸部の動きを見ながら、肺に呼気が入っていることを確認する必要がある．

←救急蘇生法

←救急処置

メモ

《救急処置》

（1）一次救命処置

① 気道（Airway）の確保
② 人工呼吸（Breathing）
③ 心マッサージ
　（Cardiac Massage）
からなり、これを救急処置のABCという．

（2）二次救命処置

先述したABCに薬剤（Drug）を加え、救急処置のABCDという．

←人工呼吸

メモ

《一般的な呼気吹き込み法》

① 口ー口・人工呼吸法
② 口ー鼻・人工呼吸法
③ 口ー口鼻・人工呼吸法
④ 口ーエアウェイ・人工呼吸法
⑤ 口ーマスク・人工呼吸法
⑥ 口ーチューブ・人工呼吸法

4）胸骨圧迫心マッサージ

　胸骨を上から手で一定のリズムで圧迫し、停止した心拍を再開させ、蘇生させる方法である．心臓が停止したら、3分以内に必ず人工呼吸を併用しながら行う．

5）酸素療法　　　　　　　　　　　　　　　　　　　　　←酸素療法

　酸素欠乏は生体に重大な障害をもたらす．これを防止するためには、組織に充分な酸素を与えることが必要であり、高濃度の酸素の吸入が行われる．

（1）酸素療法の方法

　代表的なものとして、以下の7種類が挙げられる．

　① 経鼻カテーテル法
　② 鼻孔カニューレ法
　③ ポリマスク法
　④ フェイステント法
　⑤ BLBマスク法
　⑥ OEMマスク法
　⑦ 酸素テント法

（2）酸素器具の取扱い

　酸素器具を取り扱う上で、以下のことに注意する．

　① 火気厳禁
　② ボンベの容量
　③ 酸素器具弁の操作（減圧、流量の調節）
　④ 加湿器（必ず水中を通過させる）
　⑤ ボンベの交換と保管
　⑥ 記録

2.　ショックと対処法

　ショックとは、出血、外傷など様々な原因による有効循環血液量の

減少によって生じる末梢循環の不全、ひいてはこれによって続発する重要臓器の機能の破綻である．

1）ショックの分類

ショックは以下の5つのタイプに分別される．

① 心臓性ショック（心臓自体の機能不全による）

② 低血量性ショック（血液、体液の流出による）

③ 細菌性ショック（細菌感染による）

④ 神経性ショック（痛み、恐怖などによる）

⑤ アナフィラキシーショック（薬物への過敏症による）

2）ショックの症状

（1）神経性ショックの初期段階

① 血圧低下及び脈圧の減少

② 徐脈

③ 皮膚は著明に蒼白、乾燥して温かくなる

（2）初期段階が回復しない場合

① 血流量及び心拍出量の低下

② 末梢血管緊張の低下及び末梢還流不全

（3）ショックがさらに進行した場合

① 血圧の低下

② 頻脈

③ Ht値の低下

④ 無尿

⑤ 皮膚は蒼白

⑥ 交感神経が緊張をきたして発汗、浸潤している場合あり

3）ショックの予防及び処置

歯科治療に際し最もよく見られるショックとして脳貧血がある．

この原因には、局所麻酔剤中のエピネフリン、治療室内の気温や換気状態、患者の体調など様々なものがあるが、治療に対する不安や恐

> **メモ**
>
> 《ショックの症状》
>
> ① 初期：
> 血圧低下、脈圧減少、徐脈、皮膚蒼白など
>
> ② 進行：
> 血圧低下、頻脈、無尿、皮膚蒼白（発汗）など
>
> ショックが初期の場合と進行した場合での症状の違いに注意する．

←ショックの処置

怖から、一種の神経性ショックとして現れることも多い．また、治療中の痛みも神経性ショックの原因となるものである．

このような精神的、肉体的なストレスをできるだけ軽減するよう、治療前、治療中を通じ努力することが、ショックの防止上きわめて重要なことである．特に全身的疾患を持つ患者はストレスに弱いので、あらかじめ十分に問診や臨床検査を行って体調の把握を行っておくことも大切である．

患者の治療体位では、水平位で行うほうが、垂直位よりも脳への血流や心理面で貧血を起こしにくく有利である．

患者が脳貧血の症状を示した時には、速やかに治療を中断し、事故防止と症状の回復に努める．口腔内の治療用器材を急ぎ除去し、仰臥位のまま頭部が下肢より10～15°低い体位（トレンデンブルグ体位）をとらせ脳血流の改善を図る．その際、衣服やバンドを緩め、脈拍などの検査を行い、状態の推移を見守る．また救急処置や酸素吸入などの準備も行い、必要に応じ的確な処置を行う．

ポイントチェック
1. 救命処置の種類や人工呼吸法などを整理しておくこと．
2. ショックの分類や症状、処置などについて整理しておくこと．

（井下　稔也）

《参考文献》

1）渡邊冨士夫，井上時雄　編：保存修復学．医歯薬出版株式会社，東京，1986．
2）全国歯科衛生士教育協議会　編：歯科衛生士教本　小児歯科．医歯薬出版株式会社，東京，1990．
3）歯科衛生士試験対策研究会　編：注解歯科衛生士試験対策②　歯科臨床大要編．医歯薬出版株式会社，東京，1990．
4）佐々竜二　編：小児歯科診療のポイント100．株式会社書林，1990．
5）石川純　編：歯周治療学．医歯薬出版株式会社，東京，1992．
6）久野吉雄、佐々木次郎、道　健一、金子賢司　編：今日の歯科医療　口腔外科的疾患治療の指針．株式会社書林．
7）清水正嗣、水城春美、綿矢有佑、戸塚盛雄：歯科臨床における消毒・滅菌．クインテッセンス出版，東京，1987．
8）歯科衛生士試験対策研究会　編：注解歯科衛生士試験対策③　歯科予防処置・歯科診療補助・保健指導編．医歯薬出版株式会社，東京，1994．
9）日本歯科衛生士会　監修：歯科衛生士のためのブックレット　歯科臨床編Ⅰ～Ⅴ．永末書店，京都，1994．
10）厚生省医務局歯科衛生課　編：歯科衛生士・歯科技工士のためのハンドブック．東京法令出版，1982．
11）勝山茂、石川達也、小野瀬英雄　編：保存修復学．医歯薬出版株式会社，東京，1993．
12）鴨井久一　監修・編集：歯科学生のための診査・検査学入門．永末書店，京都，1995．
13）西蓮寺永康、渕端孟　編：標準歯科放射線学．医学書院，東京，1992．

《索　引》

ア

圧迫止血の補助　73
アマルガム修復　24
アマルガム修復の準備　41
アマルガムの取扱い　42
アマルガムミキサー　25
アマルガム用合金の種類　24
アルジネート印象材　19,20
暗室及び用具　93
暗室作業　93
アンプルの取扱い　65

イ

一般患者への対応　11
イニシャルプレパレーション
　　の準備と補助　48
医療廃棄物の取扱い　30
印象材　19
印象採得　55
印象採得の準備と補助　56
印象材の種類　19
インスタント現像　93
インレー装着　44

ウ

齲蝕活動性試験　101

エ

エジェクター　8
エチレンオキサイドガス滅菌法
　　　28
エックス線写真撮影補助　90
エックス線写真の準備　46
エッチング　38

オ

オートクレーブの取扱い法
　　　28

カ

概形印象採得　55
開口保持の補助　78
回転切削用器具　34
各種印象材の取扱い法　20
各種検査法　54
窩洞形成　34
カートリッジの取扱い　65
仮封材　26
カルボキシレートセメント
　　　18
カルボキシレートセメントの
　　練和法　18
肝機能検査　102
顔弓の取扱い　58
患者指導　60
患者説明（矯正歯科治療時）
　　　89
患者説明（局所麻酔）　66
患者対応　11
患者への対応　77
間接覆髄剤　45
間接覆髄材　45
感染症汚染器具の取扱い　30
感染症の検査　101
寒天印象材　19,20
乾熱滅菌法　28
顔面規格写真撮影の準備　88
顔面写真撮影　88
顔面写真撮影の準備　88

キ

規格写真撮影　88
器具・材料（エックス線写真）
　　　90
器具・材料（矯正歯科治療時）
　　　82

器具の手渡し法　15
器具の滅菌消毒　28
器材の準備　92
吸引装置　8
救急処置　105
救急蘇生法　105
矯正歯科治療時の診療補助
　　　82
共同動作　3,11
共同動作における位置と姿勢
　　　4
共同動作における位置と動線
　　への配慮　4,14
共同動作の意義　4
共同動作の基本　3,14
共同動作の基本的行動型式
　　　4,14
共同動作のルール　4
局所麻酔　62
局所麻酔薬の種類　64
局所麻酔薬の種類及び取扱い
　　（種類）　64
局所麻酔薬の種類及び取扱い
　　（取扱い）　65
局所麻酔薬の取扱い　65

ク

クラウン、継続歯、ブリッジ
　　装着時の準備と補助　59
グラスアイオノマーセメント
　　　18
グラスアイオノマーセメント
　　修復　23,42
クランプの選定　33

ケ

ケイリン酸セメント　18
外科的歯周療法用器具の種類
　　と用途　50
血圧の測定　97
血液型検査　99
血液検査　98
血液の少量採取　98
血液を試料とする検査　98
血管収縮剤　27
検査用器具の準備　79
研磨（グラスアイオノマー
　　セメント修復）　43
研磨（コンポジットレジン
　　修復）　41

コ

口外法撮影補助　92
口腔外科治療時の診療補助
　　　　　　　　　　67
口腔内写真撮影　88
口腔内洗浄　15
口腔領域における病理検査
　　　　　　　　　　104
咬合音検査　54
咬合器の取扱い　57
咬合採得　57
咬合床の取扱い　58
交叉適合試験　99
合成ゴム質印象材　20
合着材　17
合着材の準備　44
合着・接着材　17
合着・接着材の種類　18
口内法撮影補助　91
高齢者への対応　13
ゴシックアーチ　54
個人トレーの準備と取扱い
　　　　　　　　　　57
根管充填材の種類と取扱い
　　　　　　　　　　47

根管充填剤の種類と取扱い
　　　　　　　　　　47
根管充填用器具の種類と取扱い
　　　　　　　　　　47
根管処置　46
根管処置用器具の種類と取扱い
　　　　　　　　　　46
根管長測定器の取扱い　47
根管治療用薬剤の種類と取扱い
　　　　　　　　　　46
混汞比　25
混水比　16
コンポジットレジン充填に
　　使用する器材　22
コンポジットレジン修復　20
コンポジットレジン修復の準備
　　　　　　　　　　37
コンポジットレジンの種類
　　　　　　　　　　21
コンポジットレジンの取扱い
　　　　　　　　　　21

サ

細菌検査　101
在宅者・寝たきり者への対応
　　　　　　　　　　13
材料の準備　38
撮影時の補助　93
酸化亜鉛ユージノールセメント
　　　　　　　　　　26
酸化亜鉛ユージノールペースト
　　　　　　　　　　19
暫間固定装置の取扱い　52
酸素療法　106

シ

歯科衛生士の役割
　　（エックス線写真写真撮影）
　　　　　　　　　　95

歯科衛生士の役割
　　（矯正歯科治療時）　89
歯科衛生士の役割
　　（口腔外科治療時）　76
歯科衛生士の役割
　　（小児歯科治療時）　81
歯科衛生士の役割
　　（保存修復治療時）　53
歯科衛生士の役割
　　（補綴治療時）　59,60,61
歯科技工業務との関係　3
歯科器材の基礎知識　6
歯科診療台の構造　7
歯科診療台・ユニットの構造
　　（歯科診療台の構造）　7
歯科診療台・ユニットの構造
　　（ユニットの構造）　8
歯科診療補助と歯科診療の
　　介助　2
歯科診療補助の位置付け　2
歯科診療補助の概要　2
歯科診療補助の範囲並びに
　　法的責任　2
歯科用アマルガムの取扱い法
　　　　　　　　　　25
歯科用エックス線フイルムの
　　種類と取扱い　90
歯科用吸入鎮静器　10
歯間隔壁用器具及びその取扱い
　　　　　　　　　　35
歯冠修復材　20
止血鉗子の取扱い　73
止血剤の種類と取扱い　72
止血処置　72
歯口清掃　89
歯周治療　48
歯周用パックの種類と取扱い
　　　　　　　　　　51
歯髄処置　45
歯髄処置用薬剤・材料の準備
　　　　　　　　　　45

歯髄保護材　36
歯髄保護剤　36
耳朶　98
試適の補助　44
指頭　98
自動現像　93
歯肉圧排薬材　26
歯肉圧排用薬剤　27
歯肉排除法　36
煮沸消毒法　28
収斂材　27
出血性素因　100
出血性素因の検査　100
出血性素因のスクリーニング検査　100
術者と介助者の位置の表示法　14
術中の補助　68
主要歯科材料の取扱い　16
手用切削用器具　35
主要臨床検査法　97
種類（模型用材料）　16
障害者への対応　11
笑気吸入鎮静法の準備　75
使用期限　29
床義歯装着時の準備と補助　59
小手術　70
小手術用器具の種類、用途と取扱い　71
使用薬剤の種類・用途及び濃度　29
消毒剤の持続効果　29
小児患者への対応　77
小児歯科治療時の診療補助　77
静脈内鎮静法の準備　75
照明　15
照明装置　9
ショックの処置　107
シリコーンゴム印象材　19

人工呼吸　105
診査　54
浸潤麻酔の準備と補助　62
心身障害児への対応　79
診療記録　89
診療時の共同動作　13
診療設備　6
診療の流れの理解　5,13

ス
水銀の取扱い　25
スケーリング　48
水硬性仮封材　26
ストッピング　26
ストッピングの操作と取扱い　26
スリーウェイシリンジ　8

セ
成形修復　37
精神遅滞者への対応　12
精神鎮静法に用いる薬剤及びボンベの取扱い　75
生理検査　96
石膏　16
石膏印象材　19
切削器械　8
切削器具の種類　34
切削具の準備　36
接着材　17
接着材の種類　85
接着材の種類、用途と取扱い　86
接着性レジンセメント　18
セパレーター及び取扱い法　33
セメント　26
全身麻酔及び鎮静　73
全身麻酔用器具の取扱い　74

ソ
増感紙とカセッテ、フィルムマーカーの取扱い　90
装置の接着　86
装置の撤去　86

タ
体温・血圧・脈拍の測定（血圧の測定）　97
体温・血圧・脈拍の測定（体温の測定）　96
体温・血圧・脈拍の測定（脈拍の測定）　96
体温の測定　96
帯環の種類と取扱い　86
唾液の検査　100
唾液の採取法　100

チ
チェックバイト　54
注射器の取扱い　65
中心垂直投影と斜投影　91
注入法　16
超音波洗浄器　10
直接覆髄剤　45
直接覆髄材　45
治療用器具の種類・用途と取扱い　82
治療用器材の準備　80
治療用材料の種類・用途と取扱い　82
鎮痛消炎薬剤　45

テ
撤去に必要な器具の種類、用途と取扱い　86
撤去の補助　86
電気歯髄診断器の取扱い　45
電気溶接器の準備と取扱い　87

填塞用器具の準備（アマルガム修復）　41
填塞用器具の準備（コンポジットレジン修復）　37
伝達麻酔の準備と補助　63

ト

投影の前準備　92
糖尿病の検査　103
頭部エックス線規格写真のトレース　89
頭部の固定　91
特殊患者への対応　12
トレーセッティング　15
トレーの後始末・消毒　57
トレーの種類と用途　55

ニ

二等分法と平行法　91
尿検査　97
尿中に含まれる物質　98
尿沈渣　98
尿による腎機能検査　98
尿の採取　97

ハ

バキュームテクニック　15
抜歯　67
抜歯に用いられる器具の種類、用途と取扱い　67

ヒ

光照射用器具の取扱い　40
ビニルシリコーンゴム質印象材　19
被曝量の測定　95
病理検査　104
貧血の検査　99
貧血の分類　100

フ

フイルムの位置・固定　91
フイルムの現像、管理　93
フイルムの整理と保管　93
フォーハンドシステム　14
不規則抗体　99
フットコントローラー　9
ブラケット　9
ブラケットの種類、用途　85
ブラケットの種類、用途と取扱い（種類、用途）　85
ブラケットの種類、用途と取扱い（取扱い）　85
ブラケットの取扱い　85
プロービング　49

ヘ

平行測定法　55

ホ

縫合時の補助　72
縫合用器材の種類、用途と取扱い　71
防護用具の取扱い　94
放射線管理　94
放射線防護　94
保存修復治療時の診療補助　32
補綴治療時の診療補助　54
補綴物装着　59
ポリエーテルゴム質印象材　19
ポリサルファインドゴム質印象材　19
ボンディング　40
ボンディング材の種類と取扱い　22

ミ

脈拍の測定　96

メ

滅菌消毒済み器材の取扱いと保管　30
滅菌消毒法の種類　28
綿糸　26

モ

模型用材料　16
モデリングコンパウンド　19,20

ヤ

薬液消毒法　29
薬剤添加綿糸　26

ユ

ユニットの構造　8

ヨ

予防用器材の準備　80

ラ

ラバーシートの穿孔　33
ラバーダム防湿器具及び材料　32
ラバーダム防湿術式　33
ラバーダム防湿法及び歯間分離法　32

リ

リン酸亜鉛セメント　18
リン酸亜鉛セメントの粉液比と練和法　19
臨床検査法　96

レ

練和法　16

ワ

ワイヤーの種類、用途と取扱い　83

《欧文索引》

ABO式血液型　99
EBAセメント　18
Rh式血液型　99

ファンダメンタル 6.歯科診療補助		定　価　（本体価格1,500円＋税）	
ⓒ　2001.3.31　第1版第1刷	編　　著	高津　寿夫	
（検印廃止）	編　　集	岡本　　浩	
	発　行　者	永末　摩美	
	印　刷　所	協和印刷（株）	

発行所　株式会社　永末書店

〒606-8275　京都市左京区北白川上別当町3番地　　電話 075-712-6761　FAX 075-712-6750
〒101-0021　東京都千代田区外神田6丁目6-1斉藤ビル2F　電話 03-3831-5211　FAX 03-5818-1375

ISBN4-8160-1102-1　C3047　¥1500E

＊本書の無断複写（コピー）・複製・転載は著作権法上での例外を除き、禁じられています。

永末書店　話題の新刊・好評既刊

21世紀の医療人に手渡す、歯科医療の明日を担う新シリーズ
歯科衛生士国家試験対策に万全のテキスト（全8巻）順次刊行

ファンダメンタルシリーズ

シリーズ監修　亀山洋一郎　全8巻（B5判）

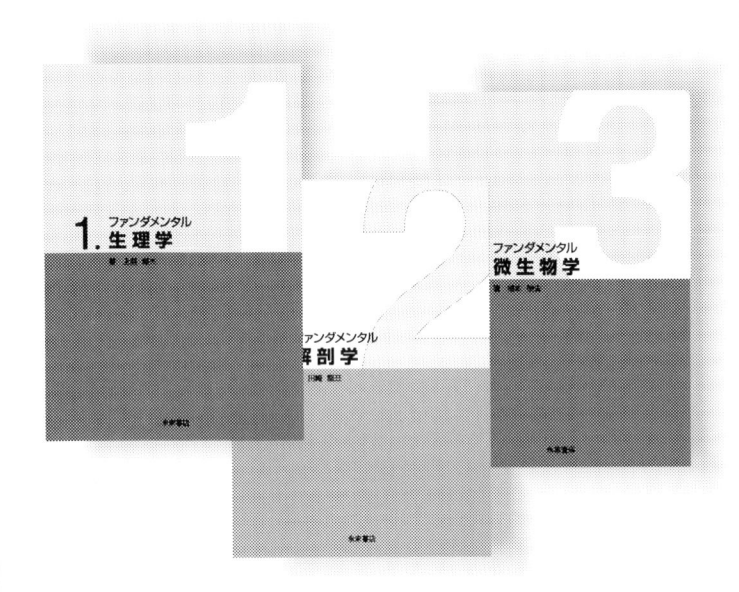

1. 生理学　著・上羽隆夫
2000年7月刊行
定価（1,300円＋税）

2. 解剖学　著・川崎堅三
2000年11月刊行
定価（1,300円＋税）

3. 微生物学　著・梅本俊夫
2000年11月刊行
定価（1,300円＋税）

4. 薬理学　著・川口充
2001年1月刊行
定価（1,300円＋税）

5. 病理学　著・亀山洋一郎
2001年3月刊行
定価（1,300円＋税）

6. 歯科診療補助
著・高津寿夫／岡本浩ほか
2001年3月刊行
定価（1,500円＋税）

7. 歯科臨床大要
著・戸田忠夫／末瀬一彦ほか
2001年4月刊行
定価（1,500円＋税）

8. 衛生及び口腔衛生
著・中垣晴男
2001年春刊行
予価（1,500円＋税）

**歯科衛生士を目指す学生のテキストに！
歯科学生の導入書に！**

◆ 歯科衛生士国家試験出題基準に沿って、各分野の知識・情報を精選。

◆ 歯科衛生士国家試験出題基準の用語を一目でわかるキーワードとして網羅。

◆ 各項にポイントチェックがついており、要点の整理と理解度の確認に効果的。

◆ 歯科医学・歯科医療界の改革の波に敏感に即応。

口腔疾患予防のプロフェッショナルを育てる

COLOR ATLAS
歯科衛生士のための
健康志向の診療室づくり

―― リスク診断と予防治療 ――

著者／熊谷崇・岡賢二・藤木省三

A4判・72頁　本体価格2,500円(税別)

大好評

新しい世紀に向かって、歯科医療の方向性は予防への志向がより強まるものと思われます。そのような歯科医療を推し進めることが可能になればなるほど、歯科衛生士が歯科医療の中ではたす役割は大きくなることでしょう。
これからの歯科衛生士は、歯科医師と同じ専門的知識を共有したよきパートナーとして、医療への参加が望まれています。
そこで、この本にはプロフェッショナルな歯科衛生士としての力を、十分に発揮していただくための知識とノウハウがコンパクトにまとめられています。

「良心的なデンティスト」という殻に閉じこもらず、地域医療に欠かせないホームデンティストへ

こんな患者が来院しました　あなたはどのように診療を組み立てますか？

受診の動機が明確な初診時のチャンスを活かす
- 問診　　　　　効果的な問診のために
- 応急処置
- 口腔内写真撮影　口腔内規格写真を撮影する
- プロービング
- 全顎X線写真撮影　初診時のX線写真から読み取れること

2回目来院時の診査
- 診査と動機づけ　患者に何を教育し、動機付けのために何をしますか

患者さんが知りたいのは、自分自身のこと
- 病因　　　　　その人のう蝕の病因を科学的に説明する
- 唾液検査　　　唾液緩衝能
　　　　　　　　SM・LB検査の結果説明
- 病因　　　　　その人の歯周病の病因を科学的に説明する
- 診断　　　　　リスク検査の結果と診断
- 診断　　　　　早期発見型歯周炎の診断の重要性
- 治療計画　　　歯周治療の原則

プラークコントロールとは
- ブラッシング　プラークコントロールにおけるブラッシングの役割
- クール法　　　ブラッシングをコントロールする
- ブラッシングの処方　疾患の程度に応じたブラッシングの意味と目的
- 初期治療の目的と方法　パーソナル・プラークコントロールとプロフェッショナルプラークコントロール

初期治療中の歯肉の変化

初期治療後の修復処置

再評価データをどのように読みますか
- 再評価　　　　再評価と対策
- カリエスリスクとう蝕プロセスの治療　カリエスリスクの診断とう蝕プロセスの治療
- 再評価検査に細菌学的検査を加える

メインテナンスにどのような方針で望んだか
- メインテナンス　メインテナンスにおけるう蝕予防とその起伏
　　　　　　　　　メインテナンスにおける起伏

大好評

この一冊でコンプライアンスが上がる。

インフォームドコンセントは治療の一歩。
わかる！できる！納得する！

やさしい説明、上手な治療[1] 歯周病

著　者：石井正敏
イラスト：田積正敏

A4判・80頁　定価（本体6,000円+税）

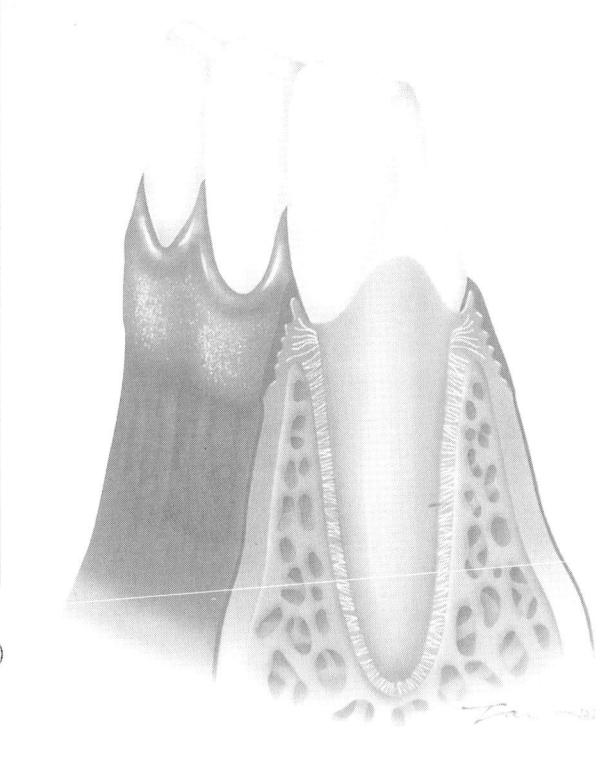

PART1: 歯周病ってどんな病気

健康な口腔はこんなにきれい
口の中の健康はこうして保たれています
むし歯（う蝕）も歯周病も細菌感染症です
むし歯（う蝕）はどうしてできるのでしょう
なぜ歯周病になるのでしょう
歯肉炎は知らないあいだに始まっている
こうなったら歯周炎
歯周病をもっとくわしく知ろう
歯周病を治そう
歯周治療の基本はプラーク・コントロールです

PART2: 症例でみる歯周病

1. 歯肉炎の治療
2. 非外科的歯周療法
3. 外科的歯周療法
4. 歯髄病変との関連
5. 歯の移動
6. 根分岐部病変
7. 咬合性外傷

歯周治療の完成をめざして

●巻末付録・説明用イラストカート